U0550151

天下文化
BELIEVE IN READING

植夢共好

德威國際口腔醫療體系創新之路

邵冰如——著

目錄 *Contents*

序

不放棄的夢想家

王金平・立法院前院長

我與陳義聰總院長是台南一中的校友，我雖比他年長十多屆，但我們一直是有默契的老朋友，理念一致，常彼此交流對社會、國家局勢的觀察與看法，特別是陳總院長對台灣醫療產業的使命感，更讓我看到一位不以個人營利為目的、懷抱理想並努力實踐、與眾不同的醫師典範。

十多年前，陳總院長任台北市牙醫師公會理事長時，常跟我分享對牙醫體制和相關法令的看法，他想為牙醫界做點不一樣的事，不只是為了提升牙醫地位，更希望藉此推動台灣牙醫制度的健全發展，造福病人，進而提升台灣在國際牙醫界的形象。

後來，陳總院長擔任中華民國牙醫師公會全國聯合會理事長，致力推動「牙醫師法」單獨立法，從學校教育、實習機構、證照考試，到執業範圍、專科制度，建構起最完整的牙醫制度。

當時，我常常看到陳總院長在立法院與許多公眾場合奔走的身影，就像是位傳教士般，不遺餘力地對各界人士訴說著牙醫產業的未來，那種熱切的神情與語氣，令人動容，我也以這位台南一中學弟為榮。

除了關注產業發展之外，陳總院長對公益也十分熱心奉獻。

他在牙醫師公會全國聯合會理事長任內，舉辦第一屆台灣口腔國際論壇，邀請國內外專家分享口腔醫療領域的發展趨勢，同時也探討台灣口腔健康維護的瓶頸與挑戰。這份以大眾利益與全民健康為優先的熱忱，充分展現出他做為一位牙醫師的使命感。

創辦台灣第一家牙醫口腔醫院，是陳總院長一直以來的夢想，雖然外界很多人覺得他在「做夢」，我卻在他身上看到一股「雖千萬人吾往矣」的決心，深刻感受到他的堅持與毅力，也始終相信，陳總院長一定會朝著夢想前進，絕不放棄。

如今事實證明，他有夢想，更有強大執行力，以及許多志同道合的夥伴，德威國際牙醫口腔醫院的成立，不但展現台灣牙醫的尖端設施與專業技術，透過結盟體系，醫院也整合更多有志之士，造福全台灣患者，一起為台灣牙醫教育的傳承與創新而努力。

陳總院長為牙醫產業打拚的歷程，是台灣牙醫歷史中動人的一頁，並在本書中娓娓道來，精采動人，值得讀者細細品味。

我祝福這位永無止境的夢想家，面對未知挑戰，繼續乘風破浪、大步前進，為台灣牙醫產業打造更美好的未來。

序

向異想天開但築夢踏實的實踐者致敬

林佳龍．外交部部長

和德威國際醫療體系創辦人陳義聰醫師相識十年，最令我印象深刻的，不只義聰醫師的與人為善、仁術超群，還有他做為一位夢想者、開創者的奮鬥精神。義聰醫師是台灣第一家牙醫口腔醫院的創立者，現在德威在海內外有近四十家院所，造福無數患者，而這一切的起心動念，全都來自於義聰醫師學生時期，偶然間聽到美國教授對台灣牙醫「落後歐美先進國家一百年」的評價。

帶著一股不服氣、還有讓台灣趕上世界的理想，勤懇打拚四十多年後的今天，義聰醫師是「牙醫終身成就獎」的獲獎人，打造台灣牙醫第一品牌德威國際，始終為推動台灣牙醫產業轉型、牙科醫療及教育環境蓬勃發展努力不懈，在台灣走向世界的康莊大道上，義聰醫師集結志同道合的專業醫護夥伴，透過優良的口腔醫療實力和政府攜手守護國人健康。

愛因斯坦曾說：「唯有那些異想天開的人，才能完成不可能的事。」

而義聰醫師就是「異想天開、築夢踏實」的實踐者。儘管在拓展事業和提升台灣牙醫環境的過程中遭遇無數困難與阻礙，秉持著不服輸的信念，義聰醫師一一克服，將台灣的牙醫環境推進到新高度。不僅如此，德威還成為員工口中和企業評價的「幸福企業」，他始終堅持要走一條讓病人和醫護「雙贏」的路：醫護提供良好的醫療品質、獲得合理報酬，而病人得到妥善的照顧，在提供專業的醫療水準外，深刻感受到義聰醫師所推崇和實踐的價值，是追求良好醫病關係的人文關懷。

因此一直以來，德威以「以人為本、以客為尊」的就醫環境享譽海內外，並提升台灣口腔醫療的品質和競爭力，義聰醫師以創新的經營模式提供多元的口腔醫療服務，也積極推動牙科數位轉型，像是整合數位植牙、數位牙齒矯正、假牙贗復及手術導引系統等，展現台灣在醫療科技方面的能量和實力。

俗語說「上醫醫國」，義聰醫師除了事業有成、致力提升牙醫產業環境之外，也投入公共政策的改革、修法倡議。他歷任台北市牙醫師公會理事長、中華民國牙醫師公會全國聯合會理事長，期間促成國內外牙醫師和學者專家交流，以前瞻視野借鑑國外制度，要讓台灣的規範與醫療環境更進步。

近年來，政府推動新南向及數位新南向，並輸出各項智慧解決方案，衛福部並透過「一國一中心」深化與東南亞國家的醫衛產業合作，義聰醫師所屬的牙醫產業，也非常適合把台灣產業創新的成功經驗輸出到國外。佳龍和幾位好朋友共同創辦的大肚山產業創新基金會，也有幸曾邀請義聰醫師就

「智慧醫療產業」和學員交流、分享，這項產業也是未來推動與台灣邦交國及友好國家「榮邦計畫」的重點項目，期待借重義聰醫師的經驗，讓台灣產業國家隊在海外也發光發熱。

佳龍曾任民意代表、地方政府首長和部會首長，深知好的公共政策要造福人民，需要政府與民間通力合作，過去我在台中市長任內，便曾協助將台中的精密機械產業「黃金走廊」資源，鏈結「五加二產業創新」中的生醫產業，搭配中部區域優勢發展特色牙科醫療器材聚落，推動台灣健康醫療產業的發展。二〇二四年，總統賴清德提出「健康台灣」的願景，期盼公私協力、跨領域攜手打造健康台灣，值此關鍵時刻，佳龍欣見本書付梓，也期盼義聰醫師「立足台灣、走向世界」的打拚精神與永不服輸的生命經驗能鼓舞所有讀者，共同為更好的台灣努力。

序

為台灣牙醫界貢獻心力

井出吉信・東京齒科大學理事長

我與陳義聰院長相識，是在他擔任台北市牙醫師公會理事長的時候，他希望台灣的口腔醫療制度能夠跟世界接軌，因此，特別透過學校法人村上學園專門學校日本醫科學大學校校長黃世英（廣內世英），向我請教日本的齒科制度。

當時跟陳義聰院長相談之後，我深覺他有著一顆純粹的心，是位有理想、有擔當，也想讓台灣的牙醫制度跟世界接軌的領導者，我非常願意基於兩國的情誼來幫他這個忙，也讓我對陳義聰院長留下非常深刻的印象，還送給他一整套的日本齒科六法全書。

在這之後，他又接任中華民國牙醫師公會全國聯合會的理事長，並且帶團至東京齒科大學參訪，再次讓我感受到他的偉大志向，是立足台灣，向世界學習。

不僅如此，當台灣要發展特殊需求者牙科的時候，在他與黃世英的請託下，台灣特別組團到東京齒科大學學習。隨後，我們也從日本派人前往台灣指導，這樣的交流讓我覺得，能夠為台灣牙醫界的發展做出一點貢獻，是非常有意義的事。

這次天下文化幫德威出書，介紹德威國際牙醫口腔醫院的創立及創辦人陳義聰院長，我深感榮幸能獲邀寫序，利用這個機會表達我對陳義聰院長的敬重，也對台灣牙醫界表達我內心的祝福。

ごあいさつ

台湾歯科業界のために貢献する心と力

井出吉信・東京歯科大学理事長

私と陳義聡院長が知り合ったのは、陳院長が台北市歯科医師会理事長の時です。陳院長は、台湾の口腔医療制度の国際化をはかるため、学校法人村上学園専門学校日本医科学大学校の黄世英（廣内世英）校長を通じて、私に日本の歯科医制度について問い合わせて来られたのです。

当時、陳義聡院長と話し合った後、私は陳院長が純粋な気持ちと、理想と見識と持つ人物で、台湾の歯科医制度の国際化を願うリーダーだと感じました。私は両国の友情に基きお手伝いできればと考えており、陳義聡院長に深い印象を抱き、日本歯科医科六法必携を進呈しました。

その後、陳院長は中華民国歯科医師会理事長に就任し、代表団を率いて東京歯科大学を訪問見学されました。その時、改めて台湾に立脚し、世界に学ぼうという陳院長の偉大な志に触れた次第です。

これにとどまらず、台湾において特殊なニーズの歯科の発展が求められる時、陳院長と黄世英氏の要請のもと、台湾側が東京歯科大学に学習チームを派遣してきたことがありました。その後、私たちも日本側から人員を台湾に派遣して指導にあたりました。このような交流は、台湾の歯科業界の発展に対する貢献であり、とても意義のあることだと考えています。

このたび、天下文化は徳威国際歯科口腔医院創立と創設者の陳義聡院長紹介の為、書籍を出版されるにあたり、その序文を求められたことをたいへん光栄に感じております。この機を借りまして、陳義聡院長に対する敬意とともに、台湾歯科業界にも心よりお祝いを申し上げます。

楔子

落後世界一百年的震撼

一九八三年的台灣，牙科逐步普及，都市的大街小巷常見牙醫診所，部分中大型醫院也設有牙科，民眾看牙愈來愈方便，牙醫師在大眾心目中，身分地位已漸漸與醫師並駕齊驅。

在一些較老的社區巷弄裡，偶爾會出現一、兩個不起眼的老舊招牌，簡單寫著「牙科」、「鑲牙」字眼，價格比診所和醫院便宜很多，也會有民眾在這裡看牙、補牙、拔牙，執業者多半被叫做「師傅」或「頭家」，其實有些是沒有醫師執照的密醫。

接受牙醫學教育

二十八歲的陳義聰走在台北街頭，行色匆匆，有時經過牙醫診所門前，會忍不住停下腳步多看兩眼，想觀察裡頭的設備和環境；看到「牙科」和「鑲牙」的招牌，讓他不禁皺眉，心想這種時代產物，還要存在多久？

陳義聰當時就讀台北醫學院（現為台北醫學大學）牙醫系四年級，來自南部的傳統家庭，歷經重考、當兵、插大，終於考進這所學校，實現父親生前希望他從醫的心願。

為了盡早獨立，陳義聰比起多數大學生來得忙碌，除了上課念書，一週有好幾天要當家教賺生活費，寒暑假到牙醫診所打工當助理，盼著盡快順利畢業，成為專業的牙醫師，展開不一樣的人生。

疲累的時候，陳義聰會想起父親的眼神，流露出一股希望孩子好好念書、進一流大學、當醫師的渴望。他也提醒自己好不容易考進北醫，可以接受完整的牙醫學教育，將來一定要當個專業、認真的醫師。

我到底是在念什麼？

這一天，陳義聰剛下課，在學校餐廳吃飯，牆上電視正播放新聞，突然間傳來主播報導：「美國專家來台考察台灣牙科醫學教育。」他忍不住抬頭看電視，接著卻聽到一句：「台灣牙醫學教育，制度與環境落後歐美先進國家一百年之遙。」

這則新聞重點為，美國馬里蘭大學牙醫學院院長瑞斯（Errol L. Reese）接受教育部的邀請，來台考察牙醫學教育後，坦白提出的觀點。

聽到這句話，陳義聰極度震驚，心想：「如果台灣的牙醫教育這麼落後，那我是在念什麼？」想到自己繞了好大一圈才考進牙醫系，又想到自己好不容易完成父親的心願，難道只為了念一個嚴重落後其他國家的科系？

之後很長一段日子，陳義聰常會想起這件事，愈想愈不服氣，「明明台灣牙醫師和美國牙醫師受一樣的醫學教育，讀一樣的英文教科書，為什麼在外國專家眼裡，我們竟然落後一百年？」但因為忙於課業和打工，他無暇探究原因，也沒有追問教授，只把這句話放心裡，隱隱覺得不能就這樣算了。

年輕的陳義聰沒有想到，這個疑問在許多年後才讓他找到答案，而當年的不甘心和不服氣，更成為他一生為台灣牙醫界拚搏奮鬥的動力。

大學畢業後，正式成為合格牙醫師，陳義聰逐漸明白，所謂台灣牙醫教育落後世界，指的是制度與環境。

多年來，台灣的牙醫教育除了在牙醫學科與基礎知識之外，在臨床技能也逐步細分成口腔診斷、補綴、牙體復形、口腔顎面、牙周病學、兒童牙科等專精領域，更成立專科學會，訓練專科醫師，牙醫學系也獨立成為牙醫學院或口腔醫學院，使得牙醫學教育與專業蓬勃發展。

瘋子的理想，傻子的執著

懷抱著理想的陳義聰，結合一群志同道合的夥伴，自一家小診所出發，一步步大膽挑戰既有體制和傳統做法，推動牙科醫療環境的創新發展。他期待的不只是學校教育擺脫「落後一百年」的形象，進而能從臨床與技術發展，讓世界看到台灣牙醫的豐沛動能。

很多人說他是瘋子，滿腦子理想，成天說一些不可能實現的夢話；還有人笑他是傻子，花大錢做些根本不會有利潤的事，完全是「頭殼壞去」。

陳義聰不辯解也不生氣，繼續堅持做想做的事，面對再大的挫折和阻礙都不曾放棄，追求成功的意念無比強大。

「有心就有力，心願強，行動力就強，」他堅定地說。

就這樣，德威團隊跨過了三十多個春夏秋冬，如今已創立台灣第一家牙醫醫院——德威國際牙醫口腔醫院，結盟海內外近四十家牙醫院所，垂直整合上下游的齒模、牙材生產進口，並開始以醫師的專業，創立及生產優質的口衛產品，建立德威國際口腔醫療體系，為台灣的牙醫體制開創全新局面。

另一方面，陳義聰也為德威帶進企業化的經營模式，推動牙醫產業轉型，顛覆傳統的診所、醫院兩極化體制，強化體系內所有成員的教育訓練，為病人創造更好的醫療量能與服務品質。

二〇二一年，在國家生技醫療發展基金會舉辦的數位生技口腔論壇上，陳義聰獲頒牙醫終生成就獎，在場官員與醫界重量級人士，同聲感謝他對台灣牙醫界的貢獻。

掌聲終於在追夢的路上響起，世俗眼中的「瘋子」與「傻子」，在專業領域上留下了深深的足印，為台灣牙醫醫療史寫下新的一頁。

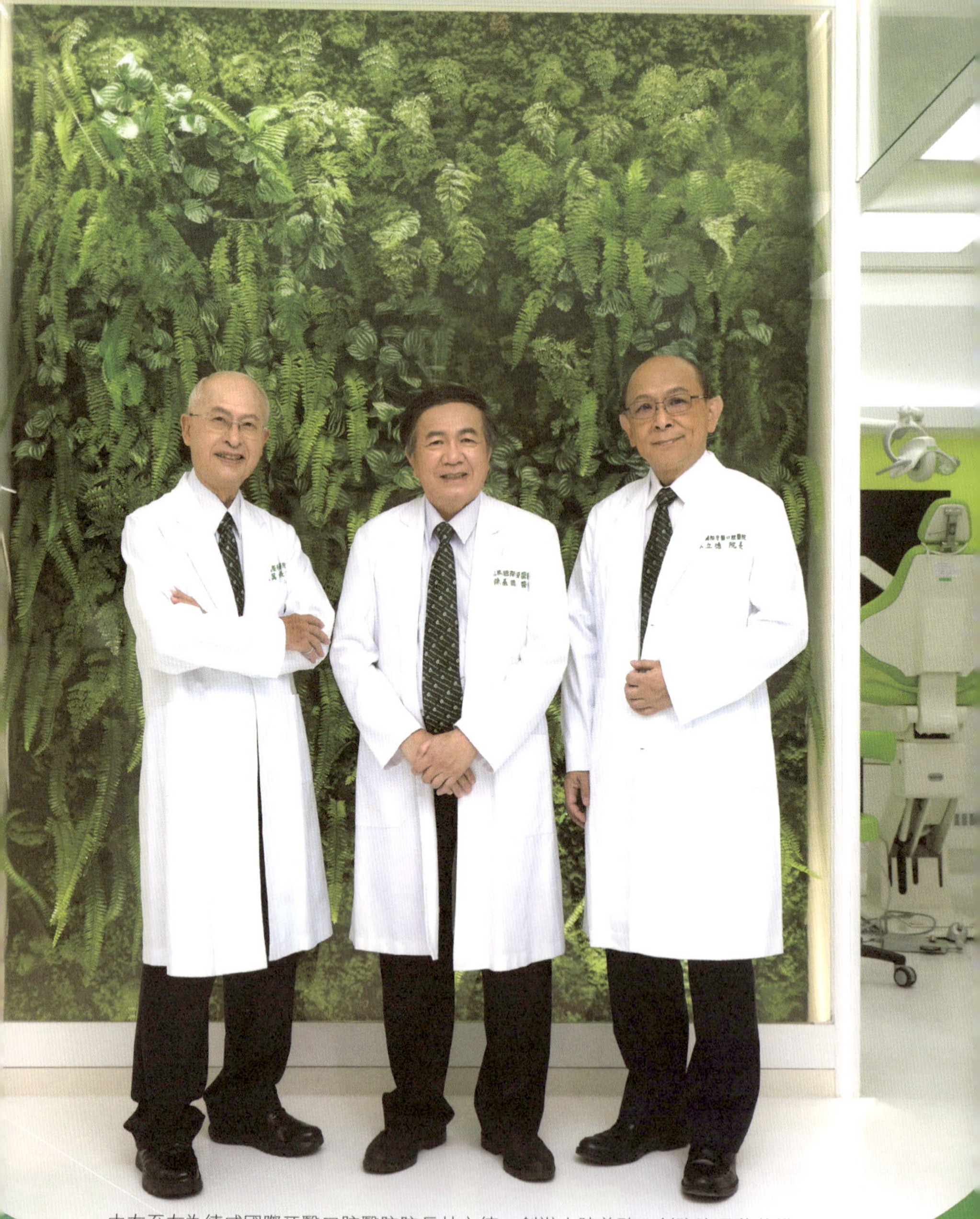

由右至左為德威國際牙醫口腔醫院院長林立德、創辦人陳義聰、創院院長藍萬烘。

1

成長

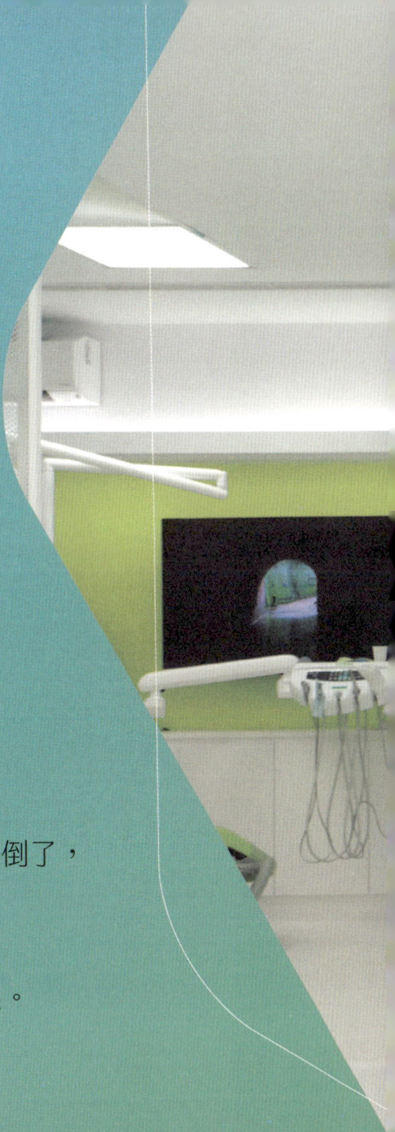

對人生的茫然，一度讓陳義聰無所適從，
幸而在家人與朋友的支持，他體悟到就算跌倒了，
也要好好思考該如何站起來。
因此他重拾書本，考進北醫牙醫系，
翻轉人生，逐步打造德威國際口腔醫療體系。

挖白蘆筍的孩子

一個農家出身的孩子，即使生活刻苦仍認真好學，背負著家人的殷殷期許，在學業展現優異成績，期待光宗耀祖的那天。

一九六〇年代的高雄湖內鄉，清晨五點，天色猶黑，微寒的夜風裡傳來窸窸窣窣的腳步聲，田埂間滿是農民們辛勤的身影，趕在太陽升起前，挖出一根根鮮嫩白皙的白蘆筍。

湖內鄉（現改制為高雄市湖內區）位於高雄的西北方，隔著二仁溪與台南市相望，是早年台灣少數種植白蘆筍的鄉鎮。陳義聰一九五五年出生於湖內鄉太爺村，家裡有九個兄弟姊妹，他排行第八。太爺村是個小村落，村民多數務農，生活十分清苦。

每日早起務農

在陳義聰的記憶裡，兒時家裡窮，三餐常常吃地瓜當主食，父親與叔伯分家時，只分到一片薄田和一間老房子，屋內僅有兩間房，每間不到三坪，卻要擠進全家十一口，陳義聰跟哥哥姊姊們擠一間，弟弟妹妹就跟爸媽擠一間，房間是大通鋪，晚上睡覺時一翻身就會壓到其他人。

當時的農村生活，大家生活環境都一樣，陳義聰不曾抱怨，跟著父母下田是天經地義的事。他記得剛上小學的時候，每天清晨，屋外還一片漆黑，就得起床去田裡挖白蘆筍。

白蘆筍是一種非常嬌貴的蔬菜，產季在四月到十月，因為照到光，筍頭會轉綠，便賣不到好價錢，所以未凸出地面的嫩莖得趕在日光照射前採收。

辛苦的農村家庭裡，每一個孩子都是不可或缺的勞動力，陳義聰每天在田裡忙到天亮，才能洗乾淨手上的泥土，趕忙去上學。

陳義聰自小聰明、認真，愛念書，即使要早起幫忙農作，卻絲毫無損他對上學的熱情，課本裡的知識總讓他讀得津津有味，彷彿有個神祕、嶄新的天地，等待他去發現。

翻轉貧窮的希望

平凡刻苦的歲月裡，讀書成了陳義聰的盼望，每當深夜，全家人都進入夢鄉，他會悄悄起身，躲在床角一隅，打開微弱燈光，享受獨自安靜念書的感覺，即使是早已寫好的功課和習題，也可以反覆再看、再想一遍。

好學的陳義聰看在家人眼中，是翻轉貧窮宿命的希望，而陳義聰看著辛苦務農的父母，也暗自許下用功讀書、不要一輩子當農民的心願；有時候他想留在家裡做功課，不去田裡幫忙，讀師專的姊姊還會幫著說服父母讓弟弟專心念書。

陳義聰的父親陳松頭，逐漸了解這個小兒子不太一樣，看見兒子眼中的盼望，總是摸摸他的頭說：「不下田可以，那你要好好讀書。」而陳松頭雖然務農，但深知光靠種田無法改善家人的生活，所以也學著做生意，他在台南開起木材行，做木材買賣生意。

陳義聰記得，父親創業時很拚，卻從不放棄家裡的農事。每天一早會先到台南拜訪客戶、談訂單，下午一回家，連皮鞋都來不及脫，就急忙奔進田裡。鄰居常笑著說：「那個穿皮鞋犁田的，就是陳松頭。」

在陳義聰眼中，父親是一個勇於承擔的人。他記得父親常說，不管是一家之主，還是當老闆，都是家庭和企業的「頭」，一定要有擔當。

父親對孩子們也有深深的期許，鼓勵他們好好讀書，才有能力打造未來。陳松頭的身影與叮嚀深深影響著陳義聰，他遵守自己對父親、對姊姊的承諾，既然不下田，就要好好用功，不能貪玩怠惰。

前進城市，叫我第一名

聰明加上用功，陳義聰在小學時期的學業成績很好，總是全校第一、二名，升五年級時，當時台灣正準備開辦九年國教，陳義聰的姊姊想得很遠，擔心弟弟如果留在湖內鄉讀國中，競爭力不足，不容易考上好高中。

「不能讓義聰一直留在鄉下，」姊姊說服父母，讓這個最會念書的小弟轉到台南市中心的成功國小就讀。於是，年僅十歲的鄉下小男孩，每天得通車半小時，跨學區到城市讀書，心中對自己隱隱有了新的期許，想走進更大的世界。

成功國小的班導師很照顧轉學來的陳義聰，而他也很勤奮用功，小六畢業考考出了六科滿分的好成績。他記得當時校長還曾經公開表揚：「可惜初中聯考停辦，不然你一定能為成功國小考個狀元（指全縣初中聯考最高分的榜首）。」

緊接著，陳義聰進入台南市區的明星國中——忠孝國中。當時台灣普遍實施能力分班，學科成績較佳的學生會被分到「升學班」，毫無意外地，陳義聰進入升學班，國中成績同樣表現優異，每次段考幾乎都是前三名。

國中畢業後，陳義聰順利考入台南一中，他的優秀和聰明，讓父母欣慰，尤其父親一直對他抱持著深切的期待，希望這個孩子可以一路頭角崢嶸、光宗耀祖。而陳義聰在求學各個階段的表現，彷彿也照著父親的劇本，一路暢行……

迷惘的青春歲月

陳義聰高中課業成績不理想，未考進大學，轉折多年後，他聽從朋友建議重考進入台北醫學院，開啟人生的轉捩點。

高中之前的陳義聰成績優異，讓父母驕傲，原以為進入台南一中之後，學業成績依舊能名列前茅，未料事與願違。一向對課業展現開朗、積極態度的他，卻突然「卡」住，用功的態度及優秀的成績，只維持了一學期。

自高一下開始，彷彿有重重迷霧瀰漫在陳義聰心中，讓他極度迷惘，不知道自己要做什麼，從前對知識的渴求與熱情不再，課堂上老師的教學、書桌上成堆的書本，也吸引不了他。無論坐在教室，還是晚上回家坐在書桌前，陳義聰的心，總會飄得很遠很遠，找不到棲息的地方，就像從雲端跌到谷底，找不到往上攀爬的繩索與方向。

思索人生方向

整整兩、三年，陳義聰沒有花心思念書，而是不停思考人生的意義，卻怎麼也找不到答案；他懷疑升學的意義、念書的目的，常常想：「為什麼要念書？」「我有必要上大學嗎？」「念了大學又要做什麼？」「就算大學畢業了，然後呢？」

為了尋找答案，那兩年陳義聰經常出入教會，聽牧師講道，想從《聖經》教義中解決心中疑惑，無奈聽得再多依舊茫然，沒有歸屬，沒有目標，過一天算一天。

在這種狀態下，陳義聰的學業成績自然一落千丈，成績排名始終落在中後段。他知道自己對生活和求學都失去熱情與動力，卻不敢讓家人知道，更遑論求助，甚至覺得只要家人沒有發現就好。

準備大學聯考時，陳義聰對於選組別和志願全無想法，只是依照父親意願填了醫學系，因為父親認為當醫師最好。

「家裡、村子裡如果能出個醫師，一定很光榮。」父親滿眼期盼的告訴陳義聰，卻沒發現兒子早已不是從前那個意氣風發的優等生。

兩度落榜，走出迷霧

大學聯考放榜，不出所料，陳義聰落榜了。父親難掩失望，但沒有半句指責，只要求他重考。

陳義聰很聽話，乖乖讀了一年高四，不貪玩，也沒有不良嗜好，但依然迷惘，即使坐在書桌前，一顆心還是飄飄蕩蕩，到最後，第二次大學聯考還是落榜。

無奈之下，陳義聰參加三專聯招，考進了屏東農專（現改制為屏東科技大學）食品加工科。但就在踏進學校前的那一刻，陳義聰的心，突然被重重地敲醒了。

「看到新生報到資料上『屏東農專』四個字，突然間非常驚嚇，我來自台南一中，怎麼會只考上屏東農專？」陳義聰一遍遍自問，過去四年到底怎麼回事？他深深覺得自己太不應該，既失敗又糟糕，他不能原諒那個渾渾噩噩的自己。

接下來的日子，陳義聰抱著贖罪的心情，重新找回對學業和知識的熱情，他很用功，希望彌補過去幾年的失落。原本就天資聰穎的他，在屏東農專展現出學習實力，成績始終名列前茅。

恢復活力與熱情的陳義聰，校園生活也很精采，他活躍於同學之間，會辦活動或結伴出遊，更是同學眼中超級厲害的「學霸」。

在新竹執業四十多年的中醫師林豪，是陳義聰在屏東農專時期的同班同學。當年兩人都來自台南，住同一間寢室，後來成為一輩子的好朋友。

「他真的非常聰明，」林豪回憶說，陳義聰念書有天分，同學們搞不懂的科目，從來難不倒他，而且陳義聰個性慷慨大器，當同學有求於他時，他都很願意幫忙。

展現生意頭腦

林豪回想起專三時，班上到食品工業研究所受訓實習，實習生活本就忙碌，又碰上科裡有一門生物統計課，非常艱深困難，教授在課堂上的講解讓大家聽得迷糊，課後又沒有時間和心力去搞懂。

「還好有陳義聰幫忙，」林豪說，陳義聰領悟和分析能力很強，老師上課內容一點就通，加上筆記整理得清清楚楚，不但標示出重點，還無私地借給大家影印傳閱，成為全班同學的「寶典」。

此外，生物統計課有很多作業習題，同學們幾乎都不會寫，只有陳義聰可以輕鬆完成，「他把作業借給大家參考，非常厲害又慷慨，」即使事隔多年，林豪提起老同學的作業，仍忍不住豎起大拇指。

陳義聰也是同學眼中的點子王，會念書也會玩。林豪記得剛上屏東農專沒多久，日本的乳酸菌飲料可爾必思引進台灣，同學們對這種飲品很感興趣，於是在老師指導下研發出「屏農版」的可爾必思。而陳義聰很有生意頭腦，擔任起策劃，幫大家規劃經銷工作，一度還賣得不錯。

三年的屏東農專生涯，陳義聰過得多采多姿，不僅用功念書也交了很多好朋友，甚至玩遍了高雄、屏東，享受無憂無慮的大專生活。雖然一度想休學重考大學聯考，但老師勸住了他，分析食品加工產業的前景與未來發展，讓陳義聰認真思考往食品業發展的可能性。

陳義聰回憶，那時正好家裡經營統一食品的經銷生意，哥哥也在統一企業任職，而且統一集團在台灣食品市場快速起飛，促使他開始想像進入食品加工產業的未來，雖然談不上特別嚮往，卻也順理成章。

然而，這一切看在父親眼中，兒子的未來並不令人期待。

第一名又怎樣？也不過又農又專

從屏東農專畢業的那一天，陳義聰帶著全校畢業總成績第二名的獎狀回家，父親看也不看，冷冷地說：「第一名、第二名又怎樣？也不過又農又專，有什麼值得炫耀？如果你念的台大，就算是最後一名，依然是台大。」

短短幾句話，讓陳義聰的心墜落谷底，他後悔自己荒廢了珍貴的高中歲月，也懊惱辜負父親的期待，不禁思考：「如果他從屏東農專畢業，並進入食品產業，是不是會成為父親一生的遺憾？」

不久後，陳義聰入伍當兵，在軍中不時思考未來，然而就在他退伍前夕，命運給了他更大的考驗，一向倚賴的父親竟然發生車禍，驟然離世。

「父親當時六十出頭，一切來得太突然……」想起當年的噩耗，陳義聰眼中仍有著為人子的悲傷。他說，父親一直是他的靠山，父親不在了，彷彿突然間無依無靠，必須在一瞬間長成大人，想起父親生前對他的失望，心裡又升起一片茫然。

一生的轉捩點

就在這時，林豪給了陳義聰另一個全新的方向。

來自醫生世家的林豪，家人一直鼓勵他重考進醫學院。退伍後，林豪決定再拾起書本報考四醫聯招，包含台北醫學院（現為台北醫學大學，簡稱北醫）、高雄醫藥大學、中國醫藥大學和中山醫學大學，四所醫學院的牙醫和中醫系插班考試。

他知道陳義聰陷入喪父的低潮，以及對未來的迷惘，於是拉著陳義聰一起報考，還幫他準備教科書。林豪覺得陳義聰既聰明、資質又好，只要肯拚一定有機會，鼓勵他與其去食品公司，不如嘗試不同的路，更不要放棄父親期望他當醫師的夢想。

就這樣，兩個人一起用功備考，陳義聰重拾書本，苦讀了兩個多月。奇妙的是，陳義聰愈讀心中愈篤定，彷彿有了明確的目標，讀起書來格外認真專心。

四醫聯招放榜的那天，陳義聰有點意興闌珊，不太想看榜單，心想其他報考的一千多名考生，都是各大醫學院非醫學系的大一學生，三專畢業又當了兩年兵的他哪裡會是對手？但沒想到，當天中午，林豪打來電話：「陳義聰，你考上了，而且還是榜首，北醫牙醫系。」

拿著話筒的陳義聰不敢相信，第一個反應是認為林豪亂講，但老同學說得千真萬確，口氣中滿是欽佩讚嘆，陳義聰這才相信自己真的考上了，而且是四醫聯招的第一志願——北醫牙醫系。

那一刻，陳義聰心裡閃過父親期待又失望的臉孔，他終於在經歷跌跌撞撞的青春之後，實現了父親的夢想。

幾番曲折都是歷練

多年後，回想起從高中到插大進入北醫的曲折年少，陳義聰沒有遺憾，因為相較於很多醫師從小立志行醫，升學的路一帆風順，他的確繞了很大一圈，但他從不後悔，眼睛炯炯有神地說：「因為人生走過的每一段路，都是因緣，凡是走過的，都不會白走。」

陳義聰更認為，如果沒有當年的迷惘、如果台南一中畢業即順利考進醫學系，他可能只是一個平凡會念書的醫學生，跟一般醫師一樣，在醫院當主治醫師，或開家牙醫診所做個牙醫師。

但是，正因為走過那一段曲折灰暗的年少，有過不同的歷練，當陳義聰進入北醫之後，對牙醫師的角色有很多不同想法，也過著與大多數同學不一樣的醫學生生活，不是只會念書和享受青春，反而積極的打工賺零用錢，也訓練自己獨立生活的能力。

人生不要怕跌倒

如今，陳義聰創業有成，接觸了很多年輕人，常常鼓勵他們不要害怕跌倒，跌倒很正常，是人生中的必然。他甚至覺得愈早跌倒愈好，跌倒了沒關係，重點是不要走偏，而是靜心沉潛，好好思考該如何站起來。

就像陳義聰非常景仰的蘋果公司創辦人賈伯斯，年輕時曾被自己一手創立的公司趕出去，但賈伯斯卻認為失敗是好事，因為失敗過，才有機會成功。賈伯斯更說過：「蘋果公司開除我，是我人生中最好的經驗。從頭開始的輕鬆，釋放了成功的沉重，讓我進入了這輩子最有創意的時代。」

陳義聰說：「賈伯斯用正向思維面對失敗，從失敗中看見問題，激勵自己改進，失敗反而成為轉機，」他也認為，年輕人跌倒時，大人或資深前輩就應該放手讓他們跌，不一定要急著伸出手拉他們一把，只要在旁注意就好，年輕人會慢慢領悟自己犯過的錯，並找到方向。

而考進北醫的另一個意義，是讓陳義聰找到一生的摯友。四十多年來，他始終視林豪為貴人，感謝這位當年了解他、鼓勵他不要放棄希望的朋友。

「好的朋友很重要，真正的好朋友會在谷底拉你一把，帶你走向不一樣的人生，」陳義聰珍惜的說，這份體認影響他自此樂於對朋友付出真心與熱情，許多朋友更成為他創業路上的關鍵夥伴，和他一起開創口腔醫療事業的全新天地。

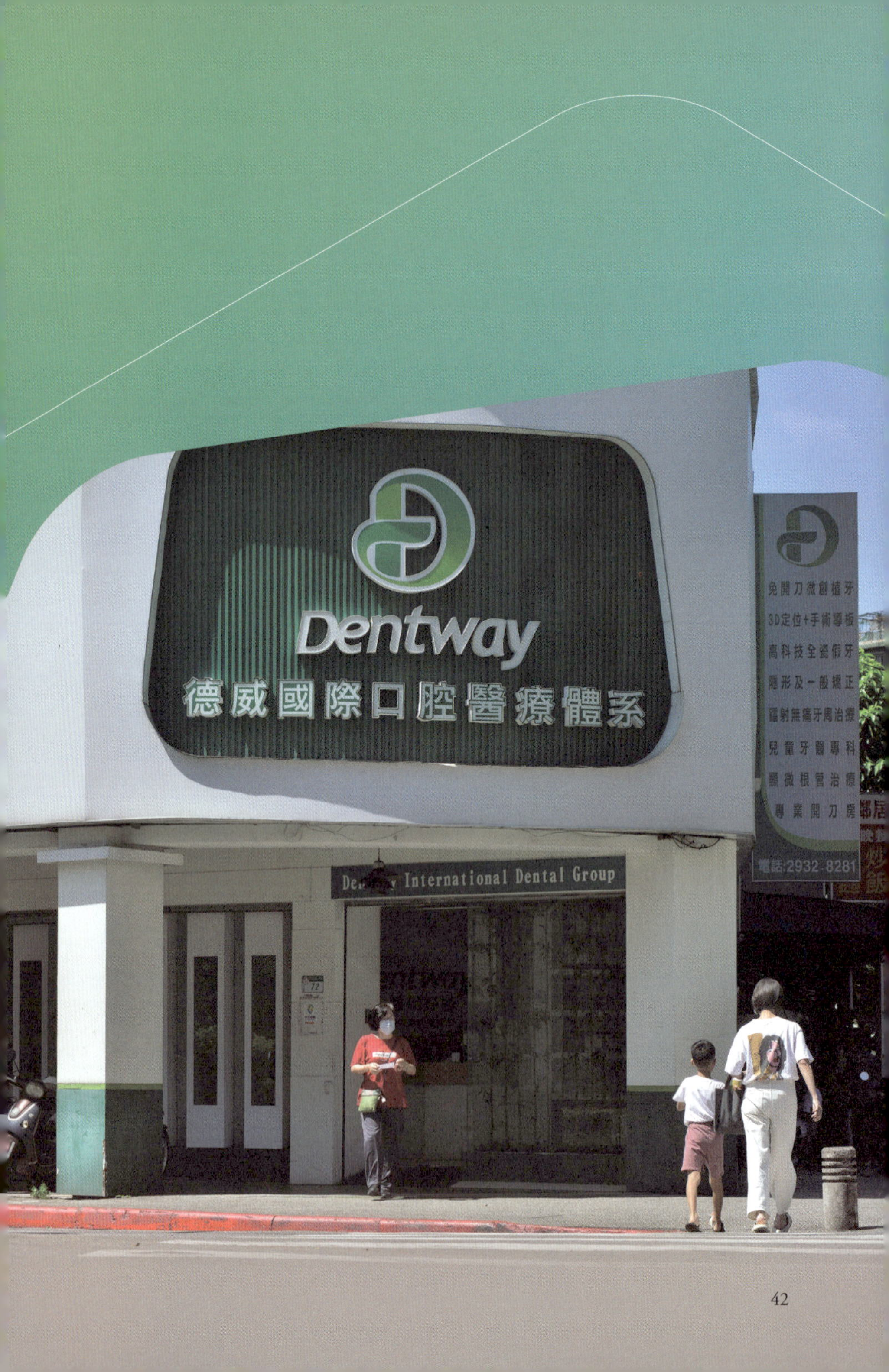
Dentway
德威國際口腔醫療體系
免開刀微創植牙
3D定位+手術導板
高科技全瓷假牙
隱形及一般矯正
鐳射無痛牙周治療
兒童牙醫專科
顯微根管治療
專業開刀房
電話:2932-8281
International Dental Group

2

萌芽

除了看診之外，
牙醫師是否還有其他樣態？
陳義聰不斷思考這問題，
也觀察牙醫診所的經營模式，
在心中埋下為台灣牙醫走出新局的夢想。

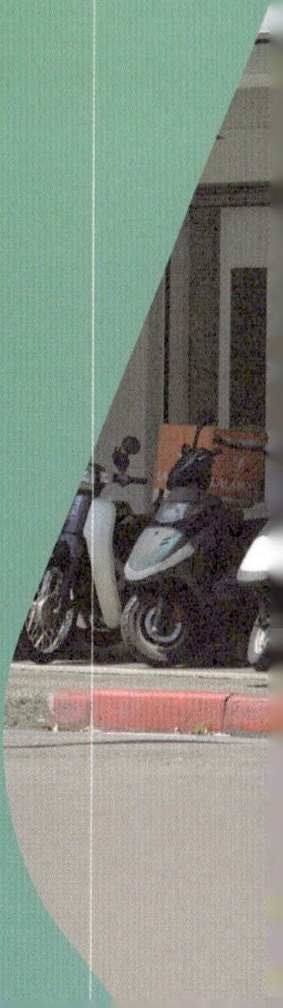

走向獨立

從南部北上就讀北醫牙醫系後，陳義聰除了認真念書，也展現商業天分，開設家教班賺取學費與生活費。

繞了一大段彎路，二十四歲的陳義聰終於找到人生的方向，踏進北醫牙醫系，從大二讀起。相較其他二十歲不到的同班同學，他深知已經不能再浪費時間，尤其父親不在了，已成家的兄姊們各自有家庭經濟重擔，陳義聰不能再依賴家裡，必須自我獨立。

由於私立大學牙醫系的學費較貴，再加上在台北的生活費、房租也遠比南台灣高得多，決定要自力更生的陳義聰，利用課餘時間拚命接家教，最多一個時期手上有六、七個學生，還好他聰明，底子也不差，無論是英文、數學、理化皆難不倒他，都可以教。

陳義聰忙著做家教，對於系上舉辦的舞會、郊遊、聯誼活動都沒有興趣，也不參加。「彷彿進入北醫求學的那一瞬間，我突然長大了，不想再玩，也不能再玩，」陳義聰回憶，或許是因為在屏東農專的三年大專生活，該玩的都已玩過；也或許因為心境不同，覺得自己已經是二十多歲的成年人，要為生活負責。

從兼家教到開家教班

因為教學認真，陳義聰的學生愈來愈多，有同學提議不如合開小型家教班。很有生意頭腦的他，評估一個小型家教班大約可收五個學生，而且憑著「北醫學生」的師資，應該很有號召力。

於是，從大二下學期開始，他和同學在北醫附近的吳興街租下一戶老公寓，在巷弄間貼小廣告招生，目標客層是國中小學的學生，很快吸引家長青睞，家教班順利開張。

陳義聰的家教班學生人數穩定，生意一直維持得不錯，讓他有了穩定收入，能度過五年的牙醫系生涯。

「我一直相信，置之死地而後生，人的潛力是可以被逼出來的，」陳義聰說，開家教班的那些年，是他走向人生自立的第一次挑戰。想當初考進牙醫系，原本只想著把書念好、培養專業，但現實的經濟難題擺在眼前，讓他不得不一邊念書，一邊賺錢養活自己。

他沒想到的是，不知不覺中竟然把家教班經營得不錯，家長與學生都給予良好評價，也發現到人只要願意努力、多方嘗試，再善用專業，一定可以開創出一條生路。

家教之餘，陳義聰對學習牙醫專業並不懈怠，每逢寒暑假一定去牙醫診所打工，認真觀察牙醫師如何處理患者的問題，甚至觀察每一家診所的經營模式。

思考牙醫的意義

當時，陳義聰常思考許多問題，譬如為什麼有些診所病人很多？有些卻門可羅雀？診所除了需要醫師專業技術之外，服務品質和就醫環境對患者的意義又是什麼？

同時，陳義聰也對「牙醫」有了很多不同的想像。看著多數牙醫師一輩子開著一家診所，日復一日的看診，不禁讓他開始思考，牙醫師人生就只有這樣嗎？牙醫診所是不是可以有更多不同的樣態？

在課堂上，教授總是建議學生，畢業後先進大醫院牙科任職，把功夫學好，穩定升等，打好基礎，不用急著出去開診所。

許多成績優異的學長姐，畢業後也確實遵循教授的建議，進入大醫院當醫師，讓許多同儕豔羨不已。只是，陳義聰對於教授勾勒出的「牙醫未來」，逐漸產生了疑問。

教育落後百年的重擊

雖說大樹底下好乘涼，但陳義聰知道那不是自己要的。他在系上並不是成績頂尖的菁英型學生，更自知性格不適合走學術路線，從不嚮往站在大樹下，享受擋風避陽的優惠待遇。

他發現，血液中有種躍躍欲試的因子，想要在業界闖一闖，不一定是診所開業醫師，但一定要走出一條不一樣的路。

正當陳義聰對未來的牙醫人生，描繪各種可能性之際，大學四年級那年無意中看見一則電視新聞，是美國馬里蘭大學牙醫學院院長瑞斯訪台時，發表了一段話：「台灣牙科學教育，制度與環境落後歐美先進國家一百年之遙。」

這句話給了他重重一擊，在心中留下了疑惑與不服氣，也成為他追求夢想的關鍵原因之一。

穿上白袍

陳義聰決定創業後，在景美成立第一間德威牙醫診所，秉持服務好、信用好、品質好且價錢公道的經營精神，穩定茁壯。

一九八六年，陳義聰自北醫牙醫系畢業，在北醫、長庚醫院實習後，參加國考並取得牙醫執照，終於穿上白袍，成為真正的牙醫師，進到牙醫診所駐診，在第一線面對臨床病人，逐步摸索怎樣當一個好醫師。

當時全民健保還沒開辦，台灣的牙醫診所多半採家庭式經營模式，只有一、兩張診療椅，陳義聰除了在台北診所工作之外，也會往新竹跑，但大多數時間都在台北東區一家牙醫診所服務。這間診所規模很大，院內有六、七張診療椅，因為地緣之故，許多病人的經濟狀況不錯，生意很好，而年輕的陳義聰憑藉著親和力與實力，成為院內受歡迎的醫師之一。

他回憶那時自己才三十歲出頭，算是執業不久的年輕醫師，但指定找他治療的病人很多，可能是因為在那個醫師地位仍高高在上的年代，陳義聰對病人十分親切。面對病人的問題，他總是想：「如果這是我的父母或兄弟姊妹，我會怎麼治療？」

將患者視為家人

陳義聰認為「視病猶親」不應該只是口號，而是要身體力行，把病人當家人，醫師更不能只想著賺錢，「因為病人不是傻子，感覺得出來醫師是否誠心相待，只要你對他好，他一定會有所回饋，」行醫四十年，他一直相信這個道理。

因此，在診間治療時，陳義聰不是冷漠的醫師，也不會用艱深的醫學名詞讓病人滿頭霧水。他會仔細分析各種治療和處理方式，讓病人先理解自己的牙齒問題，再選擇如何處理。

有時病人因為怕痛、怕麻煩，面對蛀牙只求不痛就好，陳義聰會耐心勸說蛀牙如果只抽神經不補洞、不做牙套，就像樹沒了根，以後一定會倒，牙齒一定會裂，最後病人多半會接受勸告，接受進一步治療。

即使是不聽勸的病人，一段時間後也會真的應驗了陳義聰的判斷，而又回頭找他看牙，還苦笑著說：「陳醫師，你真是神醫。」

陳義聰也提醒自己，即使病人講不聽、沒有好好照顧牙齒，也不能罵病人，因為在陳義聰的理念裡，醫病之間應該是平等的，醫師絕非高人一等，面對病人應該像好老師一般諄諄教誨，不需要疾言厲色的責備。

這份親切讓陳義聰贏來了病人緣，在東區診所當駐診醫師的那兩年，服務很多患者，每次一早九點到診所看診，總要忙到晚上十點才能結束，有時下班後走出診所，站在忠孝東路的路邊，累到忘記自己的車停在哪裡。

正因如此，陳義聰業績很好，每個月看診抽成收入都有十萬，診所同仁間還為他取了外號，叫他「陳十萬」。

最有生意頭腦的同學

陳義聰不只是個單純看病的醫師，也用心研究如何經營牙醫診所。對外，他會分析診所的地理位置、病人來源，關心病人對診所、對看牙的想法；對內則觀察診所整體的服務品質、設備是否有更新、其他醫師的看診模式，乃至院長的經營理念。

陳義聰的同學們各自在牙醫事業中前進，大家在工作之餘，經常一群牙醫師新鮮人聚在一起交換工作經驗。現為南投縣同富牙醫診所院長、也是陳義聰的大學同班同學王佑崑，還記得他總是同學之間最有想法的一個，和大家很不一樣。

王佑崑分享，那時自己在北醫附設醫院的牙科部當住院醫師，和其他同學一樣都很「菜」，仍在摸索如何看診。但是，陳義聰已經懂得觀察每家診所的優缺點，每當同學聚會時，會侃侃而談A診所的管理如何，B診所的教育訓練又如何。

「陳義聰的觀察力十足，有企業人的思維，讓我們看見一個不一樣的世界，也覺得他很適合開業，」王佑崑說，因為陳義聰比同班同學大幾歲，想法比多數同學成熟，大家都認為他能開家教班很厲害，念書之外還懂得經商，非常有生意頭腦。

王佑崑補充：「做為牙醫師，陳義聰非常求好心切，每一件事都要做到最好。」因為早在一九八〇年代，陳義聰對牙醫診所的經營管理，已有很先進的想法，例如會關心國外有哪些最新的設備？在乎牙醫師如何進修精進專業？所以同學們都覺得，陳義聰若自行開業，一定會有一番作為。

不出所料，做了兩年駐診醫師後，陳義聰嘗試創業，開設了自己的診所，為後來的德威國際口腔醫療體系踏出了第一步。

謀定而後動的創業策略

一九八九年，陳義聰拿出一百萬元，準備自己開業。

考量在台北市中心開業至少要有兩百萬元的資金，陳義聰邀請了其他兩位牙醫朋友出資數萬元當小股東（幾年後這兩人撤股），同時四處尋覓店面，最後在資源有限的考量下，租下位於台北「蛋白區」的景美店面。

就這樣，景美德威牙醫診所（簡稱景美德威）正式開業。

陳義聰的創業基金扣除房租、裝潢、設備後，只剩一萬元，但他一點也不擔心，因為他始終相信，只要有專業，即使創業失敗，也可以東山再起，重新回頭做牙醫師。

當然，陳義聰不是盲目前進，創業的每一步都經過縝密考量，是從學生時代逐步培養而成的視野。

首先是診所位置，陳義聰堅持選在一樓，地點要引人注目，要位於交通要道，即使資金有限，也不考慮二樓。所以，景美德威位於台北市南區重要的道路之一，在羅斯福路和興隆路交叉路口；前者是從新店進入市區的方向，後者是景美往台北的重要道路，三角窗的診所門面，既寬闊又明亮，過往人潮多，想要不注意都難。

至於診所的名字，雖然很多診所都以院長姓名命名，但陳義聰認為，診所還有其他醫師，不適合院長獨擁光環，於是聽從媽媽的話，依風水師的建議名稱，選了「德威」二字。

對於經營規模，陳義聰也有獨到看法。開業前曾有人勸他先從小規模做起，不要急著購置多張診療椅，也不要聘請其他醫師駐診，等站穩腳步後再擴充。可是陳義聰認為，與其斤斤計較省錢，不如讓自己有能力賺更多，他堅持節流不如開源，唯有設法開源，增加實力，才能大步前進。

因此陳義聰決定，既然要開診所，至少要有五張診療椅，兩至三位醫師。

這個想法來自陳義聰長年觀察牙醫診所的心得：如果只有兩張診療椅，獨自一人看診，就算生意再好，收入再高，就會像自行開一家超商，賺再多也只能天天被綁在店裡，缺少了自由與生活。「人的一生，不應該用自由與生命換錢，」陳義聰認為，這絕非生命的意義。

與醫師共好

在管理上，陳義聰同樣抱持開闊的心態，不怕診所內其他醫師成為名醫。他認為，經營者不能把自己做成「明星院長」，相反的，應該是培養旗下每位牙醫都是良醫與名醫。院長如果只想著做名醫，把病人全收在自己的診間，將永遠只是個小鼻子小眼睛的小院長，「慷慨大器的人，才會有成就，」他再次強調堅守的信念。

此外，陳義聰覺得牙醫師多，院長才有心力投入經營管理，他甚至不讓患者知道他是院長，名片也絕不印上「院長」二字，以免有太多病人被職銜吸引，指名要掛院長的診。

對待人才，陳義聰也自有一套心法，例如他完全不擔心旗下年輕醫師學會了、翅膀硬了就跳槽，甚至帶走病人，反而常常告訴醫師：「只要你待在這裡一天，我就會好好訓練你，未來想走也不要緊，我都會祝福。」

陳義聰認為，人與人相處是互相的，不論攬才、留才都要秉持同理心，從創業至今歷經三十多年歲月，他對人才的觀念始終是「對員工好，他們自然會留在這裡」，這也造就了德威國際口腔醫療體系有不少資深員工，一路跟隨他，從年輕到中年。

在陳義聰心中，醫療事業和一般企業不一樣，前者有一半是公益性質，以救人為目的，而非以營利為考量，主事者要提供優質且民眾負擔得起的醫療服務。

秉持三好一公道

景美德威一開業，陳義聰就把看診掛號費訂在三十元，遠比當時一般診所的五十元還便宜。

「我是土生土長的台南人，少年時期家裡做生意，那時正是商界『台南幫』發展最興盛的時代，我父親一向謹守台南幫『三好一公道』的精神，重視誠信與品質。」

陳義聰說這個觀念影響他很深，從景美德威開業第一天起，他心中便立下誓言，要落實「品質好、技術好、服務好、價格公道」的精神，因此將掛號費壓到三十元，盡量減輕病人的負擔。

這種企業核心理念，讓景美德威第一年就站穩腳步，甚至對附近的其他牙醫診所造成不小的壓力。曾有人私下找陳義聰懇談，希望不要用三十元的掛號費「削價競爭」，但他反駁：「我們不是靠削價吸引病人，醫療品質才是決勝關鍵。」馬上拒絕對方。

視病猶親的信念

如今景美德威開業已三十多年，三十元的掛號費始終未曾調漲，一方面是因為陳義聰對這個「起家厝」的深厚情感，病人大多是在地老鄰居，更是他從年輕看到老，或從幼兒看到成家立業的老朋友，「對待老朋友，真的不要計較那幾十塊錢的掛號費，」他有感而發地說。

另一個原因，是陳義聰從穿上白袍第一天就有的信念：「不要想從病人身上賺錢。」

他很堅持醫療應該要有公益性質，收取過高的掛號費並非病人之福，連帶在臨床上也一樣從病人角度思考，不會進行非必要的自費項目，更嚴格告誡醫師不可亂開高價藥物和治療器材，一切治療建議都出自專業、誠信與品質，才能奠定事業基礎，穩健地成長茁壯。

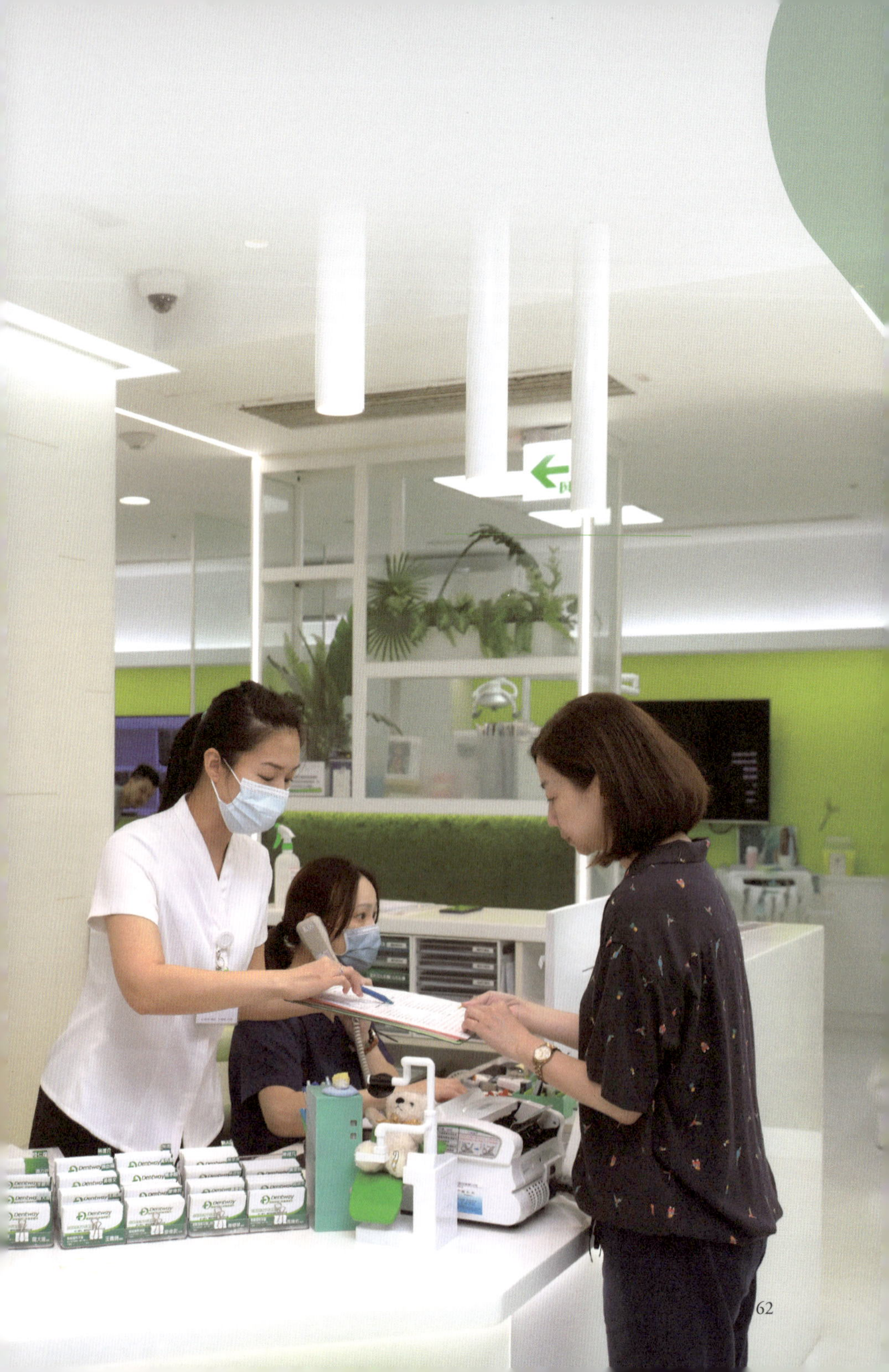
Dentway

3

奠基

從五張診療椅開始，陳義聰在景美創業，
開設首間德威牙醫診所，
以此為起點擴張版圖，打造德威品牌。
他認為良好服務是企業核心，是邁向永續的關鍵，
因此建立標準化流程，提供穩定且優質的醫療。

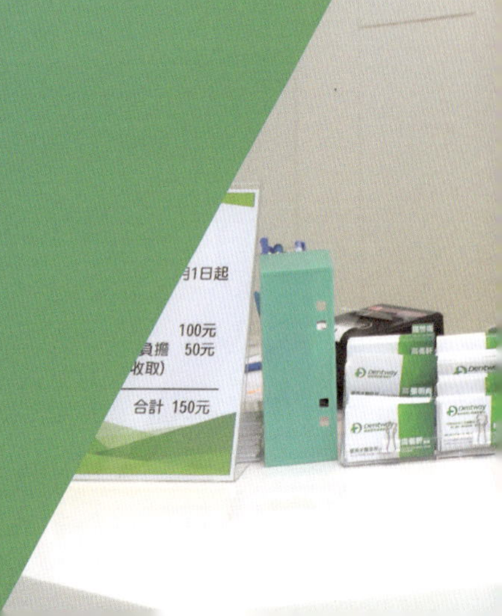

從心出發，以制度落實服務

陳義聰將牙醫診所當做企業品牌經營，建立標準化流程，講究每個服務細節，提供病人良好的醫療品質。

二〇二三年二月，春節剛過完沒幾天，人來人往的台北景美街頭，有幾間綠白相間的店面整齊一致，門窗前映照著暖暖冬陽，三角窗的二樓外牆上有一個大大的英文字母D，在日光下閃閃發亮。

這裡是景美德威診所，一推門走進去，櫃台後的牙醫助理一臉笑容送上一句「您好」，櫃台旁有各式牙醫專科證書，另外一邊是明亮的候診區，坐了滿滿的候診病人。

在行政管理部忙裡忙外的身影，是經理Jessie，在德威國際口腔醫療體系服務已有二十幾年之久，自一九九三年認識陳義聰至今，從一位患者到員工，跟著老闆開疆闢土。

病人有困難盡力協助

Jessie第一次踏進新店德威牙醫診所（簡稱新店德威）時，還不滿十八歲，因意外撞斷前排牙齒，被密醫不當治療，導致四顆牙連在一起向外翹，不僅不好看，還讓正值少女時期的她十分困擾。「我做夢都會夢見門牙掉了不敢去上學，每天早上醒來會先用舌頭舔一下，確定門牙沒有掉下來，」她形容得栩栩如生，當時真的非常擔心缺牙。

直到走進新店德威，Jessie才終於遇到人生第一位真正的牙醫師——陳義聰。

當時，景美德威經營的有聲有色，病人非常多，陳義聰又在台北縣（現改制為新北市）新店市（現改制為新店區）開設了第二家德威牙醫診所。

Jessie家住在新店德威附近，每天路過診所，看見生意很好，一直想進去詢問牙齒矯正問題，但又擔心費用很高，心裡十分猶豫。有一天鼓起勇氣去掛號看診，陳義聰檢查完後跟她說：「妳要叫家長來。」但Jessie怕太貴要花父母很多錢，於是硬著頭皮反問：「大約需要多少錢？我自己有存錢，醫師你告訴我就好。」

陳義聰看著這個有點倔強的女孩，知道她還在念書，經濟能力有限，便先給她戴上臨時牙套。直到她高中畢業，要進入二專就讀時，想做假牙卻還是付不起高額的費用，於是陳義聰親切地告訴她：「做假牙的費用不用還，妳來我診所打工當助理就好。」

聽到醫師的建議，Jessie馬上答應，即使沒有牙科工作經驗，陳義聰也耐心教她在診間幫忙。由於學校在板橋，她每天下課後，需要花一個多小時從板橋搭公車到新店打工，診所會準備免費便當，讓她先吃飽了再上班。

「我那時覺得這醫生人也太好了吧，竟然可以讓想治療卻沒有經濟能力的學生打工還錢，」後來她也漸漸發現，陳義聰對每一個病人都很好，不僅看診有耐心，即使看到晚上十一點依然和顏悅色，碰到害怕看牙的小孩，甚至會唱兒歌給他們聽。

理所當然要對病人好

在陳義聰的觀念裡，對病人好是天經地義的事。在診間，他會和病人聊天，了解他們的生活，也不時叮嚀助理：「如果病人真的有經濟困難，或是低收入、身心障礙，就不要向他們收錢……」

有時新來的助理覺得疑惑，還會問他：「不收錢院長不會罵我嗎？」陳義聰都會拍胸脯保證：「絕對沒有人敢罵你，不跟他們收錢有什麼關係？我們不要計較這些錢。」

陳義聰秉持這種態度，數十年不曾改變，甚至擴散到後來陸續成立的德威診所與牙醫口腔醫院。

二〇二一年，陳義聰開設台灣第一家牙醫口腔醫院，家住宜蘭的江錫源就是醫院的忠實病人，還介紹不少親朋好友到此就診，江錫源說：「因為德威是真心幫病人解決問題，很為病人著想。」

江錫源觀察，台灣現在自費看牙的項目愈來愈多，病人經濟負擔加重，例如他有個鄰居因為擔心付不出自費的治療療程，更怕要花大錢做假牙和植牙，天天忍著牙痛不肯到診所就醫。

後來，江錫源介紹鄰居到德威國際牙醫口腔醫院，陳義聰了解情況後，立刻以最省錢的方法替其治療，費用由健保給付，至少能免受牙痛之苦，還可以正常吃東西。

陳義聰對病人的溫暖，來自他的人生價值觀：要對社會有貢獻，讓每位病人都能安心看牙。

立志做醫界企業家

早在迷惘徬徨的高中時期，陳義聰常思考自己要成為怎樣的人。政治家？科學家？企業家？他開始閱讀人物傳記，認真探索他們的想法，以及這些理念產生的影響。

例如華人世界裡的成功企業家，施振榮、王永慶、張忠謀、李家誠等，都是陳義聰景仰的人物。

因為這些企業家從創業到卓然有成的成長歷程，遇到逆境總能克服萬難，讓他深受感動，更難得的是，「他們對事堅持有度、對人溫暖慷慨，不只追求自身企業的利益，更對社會國家和人民有貢獻，對後世留下深遠影響，遠比政治人物受人尊敬，」陳義聰說得很堅定。

事實上，陳義聰曾經思考投入政治或學術界的可能性，但長期觀察後發現：政治重視派系，還有選票壓力、人情包袱，並不適合他的性格。

至於學術圈，也有組織內的人事傾軋、各方角力介入等情形，「想來想去，企業家最符合我的個性，不必受制於人，」陳義聰說，唯有做企業家，才可以做自己，不必求人，不用看人臉色，成功失敗自己負責。

也因此，在創業成立景美德威後沒多久，他決心要往醫界企業家的目標前進，要在醫療領域拓展自己的事業版圖，做自己喜歡做，同時對眾人有益的事情。

師法服務業

光是秉持對病人溫暖服務的精神還不夠，陳義聰要將一流的服務精神帶進德威國際口腔醫療體系，成為企業的核心理念，才是他的終極目標。

陳義聰要求員工，不論是診間的牙醫師、助理，或櫃台的行政人員，都要調整心態，把病人當成客人看待，從接待的態度、說話的方式到器械設備的安全衛生，每一個細節都提供一流的服務品質。

德威國際口腔醫療體系的資深督導林阿鑾於一九九六年進入德威工作，她回憶，陳義聰當時就強調必須以服務業為標竿，所有的牙醫助理都不能跟病人有言語上的衝突，「即使病人再怎麼盧，我們都要承受，因為院長很堅持我們是『旗艦品牌』，」林阿鑾想起往事還是記憶猶新。

但她也不諱言地說，當時陳義聰很多想法和做法，一開始讓員工非常不習慣，甚至一度讓助理們很氣，偏偏有時候陳義聰又很「無厘頭」，讓員工感到好氣又好笑。

譬如陳義聰很喜歡到處觀察別人的服務模式。早年林阿鑾在新店德威工作，有時走在診所附近的街上，偶爾會遇見陳義聰在別人的店外東看西看，目的不是買東西，而是了解店家的服務方式。

類似的情況不只一次，有天她去醫院看病，也巧遇陳義聰，但他不是去看病，而是觀摩，在醫院大廳和診間外觀察同業的服務模式和流程。

還有一回德威在五星級飯店辦員工聚餐，陳義聰先到飯店男廁觀察布置和裝潢，從廁間走出來後，又交代林阿鑾說：「妳去女生廁所看一下，出來告訴我裡面的布置有什麼優點和缺點。」

但讓林阿鑾印象最深刻的，是她升任助理長沒多久，陳義聰突然要她帶助理們去鼎泰豐吃飯，囑咐由公司買單，同時交代：「你們吃完回來要寫報告。」

她一頭霧水反問：「為什麼是去鼎泰豐？寫什麼報告？」

陳義聰很嚴肅地跟她解釋：「你們去看看人家鼎泰豐為什麼可以很自然地跟客人鞠躬？為什麼可以笑得如此親切？觀摩之後，回來交心得，做為參考，同時改進我們的服務。」

為此，林阿鑾真的帶同事去吃了鼎泰豐，一邊吃一邊觀察服務員的每個動作、表情和說話方式，回來後一邊寫心得、一邊思考，再比對德威的做法，她逐漸了解陳義聰的用意，「院長是認真的，他用各種方法要讓德威變得不一樣。」

但當服務提升了，德威牙醫的品牌形象也逐漸塑造出來後，此時陳義聰又訂下新目標，決定申請ISO 9001認證，希望建立起標準作業流程，提供穩定且優質的服務。

建立標準化流程

陳義聰認為，ＩＳＯ認證是全球通用的一項標準認證，因此對企業而言，是接獲國內外訂單的必備門檻，同時也是改變與提升企業運作的一項管理制度。

雖然企業界視ＩＳＯ認證為標竿，代表品質保證。但早期的台灣很少有診所申請ＩＳＯ認證，因此德威內部有些同仁並不理解陳義聰的用意，甚至會私下抱怨：「診所做得好好的，也有獲利，何必多此一舉？」

當時，Jessie已經是德威國際口腔醫療體系的正式員工，負責一部分行政管理工作，也學著醫療產業的經營知識，因此，跟陳義聰有比較密集的相處時間，逐漸了解陳義聰的想法。

早年台灣傳統的中醫、西醫及牙醫診所規模不大，都是醫師看診，醫師娘管理，談不上ＳＯＰ，「但是老大要把診所企業化，每一個作業流程都要標準化，初期會覺得很囉嗦、很費工，但當這些細節都能被注意到，甚至融入工作流程後，真的變得很不一樣，」Jessie口中的老大，就是陳義聰，她想起當初的申請過程，有感而發地說。

而這項做法同樣獲得醫師的支持。

德威國際醫療體系組織長林信介，畢業於北醫牙醫系，二十多年前加入德威，起初任職於中和德威牙醫診所，年輕有抱負，且跟陳義聰一樣不甘於只做個開業醫師，也希望做出牙醫品牌並成為一項事業，因此很認同陳義聰對牙醫產業的理想。

打造品牌價值

林信介認為：「建立ＩＳＯ的最終目的，是為了建立德威品牌。」他始終記得陳義聰常講，台灣很多小診所開個幾年，負責人一換，診所名字就改了，沒有人會記得，但反觀台大醫院、長庚醫院，不管院長是誰，醫院品牌都能長久存在。因此，德威也是抱持相同理念，大眾不需要認為陳義聰很厲害，但會記住德威這個牙醫品牌，是個認真做事與經營的品牌。

只是，要經營品牌十分燒錢，以申請ＩＳＯ為例，林阿鑾記得一開始同仁們覺得很麻煩，因為病人使用的器械要增加清洗消毒流程，照著ＩＳＯ系統的每一個步驟徹底執行，不能應付了事，這樣才能通過評鑑，取得認證。

「而且院長很龜毛，要求完美，」林阿鑾說別家診所可能用鐵盤散裝器械或採用拋棄式器械，但是德威是讓病人使用一人一套高溫高壓消毒過的器械，成本較高，光是一家診所一天就要用掉一百多套。

剛開始助理們會洗到生氣。曾經抱怨：「用拋棄式的比較簡單，回收給人家就好啊，為何要我們一直洗？」

但是，一天天下來，抱怨聲愈來愈少，德威的工作氛圍愈來愈不一樣，從診間到櫃台，從執行工作流程到服務病人的態度，林阿鑾發現，同仁們都被陳義聰影響了，大家都知道院長想要經營牙醫診所品牌，想走企業化模式，因此一切都必須從小細節開始注意，一點一滴累積起來，所有的龜毛與追求完美，也因此變得理所當然。

二〇〇三年，德威正式獲得ISO 9001認證，不論器材設備的擺置、消毒、感控、掛號流程……，都能讓患者從進入診所開始，即感受到以客為尊的一致化服務。而德威牙醫診所的金屬器械，至今仍堅持使用高溫清洗的作業流程。

而ISO 9001的證書，二十多年來也一直放在景美德威的入口玄關處，深棕的木框微微斑駁，但黃銅板上鐫刻的黑字依然清晰有力，「全國唯一集診所群、齒模、牙材及醫療管理四合一的科專業團隊」。

陳義聰說，這是德威團隊的驕傲，也是要永遠守護的價值。

設置免費申訴專線

為了提供完善服務，早在二十年前，德威就設立了一般醫療院所極罕見的申訴專線。而且是〇八〇〇的免付費專線，德威經營的景美、新店、板橋、國新四家診所皆通用。

陳義聰認為以前那種「醫師說了算」的上對下醫病關係，反而會成為醫療品質進步的阻礙。他相信，批評會讓人看見不足之處，既然企業可以為了了解、服務消費者而設立申訴專線，「那麼診所為什麼不可以？」他反問。

Jessie回憶剛設立申訴專線時，德威行政人手有限，只有幾位同仁每週每人輪一天負責接電話，同仁為了能聽懂病人的客訴內容，還要另外接受教育訓練，才能對治療專業有基本認識。

「但是院長認為病人最大，我們要把自己當成『類服務業』，透過客訴了解問題，」林信介補充說明。而德威內部每個月也會蒐集重要客訴，討論問題發生的原因及改善之道，陳義聰自己甚至設置院長客訴信箱，讓病人可以直接傳達意見給醫院管理者。

建立和諧的醫病關係

處理客訴有多年經驗的Jessie說，絕大多數的客訴電話，病人都不會太兇，也不至於刁難客服同事，而德威同仁則會細聽對方陳述，再回頭徵詢醫師或助理的回覆。當問題解決之後，德威還會寄給病人小禮物和卡片。

這個免費申訴電話，開辦二十多年來從未廢止。即使德威已從當初的四家診所，擴展成至今全台近四十家結盟診所和一家牙醫口腔醫院，在德威國際口腔醫療體系的官方網站，一直有這支〇八〇〇－〇一〇－八六八的全台免付費申訴專線，隨時歡迎病人提出問題。

而這份善意也換來了回報，德威有不少老病人在這裡看牙十幾二十年，尤其是上了年紀的老人家，逢年過節還會帶來點心、水果等小禮物，再送上一句新年快樂，形成一種和諧又溫馨的醫病關係，也為德威的品牌之路，奠定了穩固基礎。

打造以人為本的幸福企業

德威以企業經營的管理方式，開創一條病人與醫護雙贏之路，並與員工一同成長，建構美好願景。

從一九八九年創業，到如今已擴展成擁有七百多名員工的德威國際口腔醫療體系，陳義聰長期深入觀察台灣醫療院所的經營模式與歷史，認為醫療產業只有兩種人可以獲利。

一是獲得健康的病人，二則是醫療從業人員，包括醫師、護理師、藥師、口腔衛生師和醫院其他部門工作人員，他們才是真正服務病人的一群人，值得好好對待。

雖說如此，但醫療環境有時卻讓陳義聰感到感慨。他說：「台灣醫療制度一直在變，從實施全民健保開始，醫療資源走向集中化，醫療業成了類似計劃經濟體制下的受僱者，向健保署申請點值才有收入。」

病人和醫護必須雙贏

在目前的社會氛圍下，健保費很難調漲，醫療給付偏低，而醫院拿到給付時，扣除獲利，剩下能撥付給醫護人員的非常有限。

此外，台灣醫療組織日趨財團化，大型財團醫院在政府鼓勵下紛紛設立，部分醫師成為財團受僱者，被企業經營者以ＫＰＩ要求業績，在追求績效的同時，往往會影響到醫療品質，最後受傷害的還是一般大眾。

至於大型公立醫院，容易因組織框架產生效率不彰等問題，使得醫師們受到極大約束。對於想追求獨立與自由的醫師，通常會自行開設診所，卻因政府對基層診所並沒有獎勵或補助等制度協助，資源有限，沒有能力投入專業行銷與管理，經營起來十分辛苦。

陳義聰強調，台灣醫療技術非常好，醫護人員卻面臨困境與不公平待遇，因此，他一直思考著，德威必須走出一條讓病人和醫護雙贏的路；前者能享有良好的醫療品質與照顧，後者也可以獲取合理的報酬。

因此，德威在服務病人、考量病人利益的前提下，會盡量滿足醫護人員的收入期待，適度開放醫師參與院內管理事務的討論，「我們尊重醫師，捨棄上下垂直的官僚體制，」陳義聰侃侃而談理念，他的眼神閃過一絲絲憤慨，但更多的，則是決心。

嚴格卻讓人信服的管理風格

在摸索如何才能走出一條病人和醫護雙贏的路上，陳義聰其實跟員工有段漫長的磨合過程。

林阿鑾是陳義聰器重了二十多年的資深同仁，她細心、認真、使命必達，但早年卻最常被他罵哭，好幾次送上了辭呈。

她回憶，早年在景美德威和新店德威時，所有的牙醫助理都知道「院長很兇」，只要輪到他的駐診時段，陳義聰一踏進診所，大老遠就會聽到他一路開罵，嗓門超大：「櫃台太亂了。」「器械有消毒嗎？」「你們怎麼這樣跟病人講話，沒禮貌。」

由於陳義聰個性很急、要求又高，經常罵哭年輕的助理，但資深員工如林阿鑾，都知道陳義聰的思維是為德威好，對事不對人，總會安慰資歷尚淺的助理不要放在心上，也不要太難過。

但是，後來林阿鑾升任景美德威的助理長，肩負管理牙醫助理的責任，還要負責跟醫師協調，自己反而成了全診所哭最多的人。

例如醫師臨時沒來看診，或設備不夠衛生、排班不夠完美，陳義聰就會把林阿鑾叫到辦公室唸上一頓。有好幾次林阿鑾試著跟他解釋，但通常會換來陳義聰更加嚴正的檢討，即使林阿鑾在眼前掉眼淚，陳義聰也不為所動。

甚至有幾次林阿鑾氣到遞出辭呈，都會被陳義聰打回票，雖然不會輕聲細語地慰留，但一定誠心說明這些要求是為了德威、為了整個團隊。有時候他還當做沒收到辭呈，沒事般地繼續將工作交給林阿鑾負責。

「其實我能理解院長的意思，總不能要老闆跟我道歉吧？」跟著陳義聰工作久了，林阿鑾逐漸了解老闆的脾氣來得快，去得也快，加上她真心喜歡這個很不一樣的牙醫診所，最後總是眼淚擦乾，繼續工作。

跟著醫院一同成長

和林阿鑾一樣被老闆嚴正教育的德威員工不在少數，但待得愈久，愈了解陳義聰的個性，久而久之，離職的人少了，資深的人多了。林阿鑾認為，因為看到公司一直在成長，同事們都知道「跟著院長不怕沒工作、沒前景」。

陳義聰樂於跟大家分享宏大的願景與未來，而且慢慢地一個一個實現，讓員工們更能體會到相較於一般診所，在德威的成長空間較大，視野也會變得寬廣。

「以前會認為在診所工作就是上下班、領薪水，過著平凡無奇的生活，但在德威待久了，自己會不知不覺想跟著院長一起往前，想去探索更多可能性，」林阿鑾說，早期德威推動與其他診所結盟時，陳義聰還會專程帶著員工前往新竹、台中、高雄、花蓮、台東，和結盟診所進行交流。

這種參觀絕不是走馬看花，陳義聰要求員工要吸取別人的優點，回來改進自己的缺點，甚至規定參訪完要寫心得報告，每個人各自觀察別人十個優點，陳義聰則會仔細分析，和大家討論哪些適合用在德威。

林阿鑾說：「有些服務好，有些在後勤管理上井然有序，我們就像一隻青蛙，從井底跳了出來，看到不一樣的世界。」而員工們也逐漸發現，外面的花花世界雖然很大，但必須要有人引導他們往哪裡走，陳義聰正是那個領導者。

面對人才危機，重新思考與學習

身為醫療企業的掌舵者、領導者，陳義聰並非一帆風順，在航行的旅程中，也曾遭遇風浪，顛仆難行。

約莫在陳義聰創業八至十年左右，德威員工已達兩、三百人，但在管理上出現瓶頸，主要是醫師不一定能百分之百配合陳義聰對於細節的要求，加上牙醫出現人力荒，各牙醫診所經常招募不到新血。

此外，駐診醫師的抽成高低，與醫師業績及收入息息相關，隨著德威整體業績快速成長，病人愈來愈多，有些醫師難免會計較抽成，或是對「品質」有不一樣的見解，造成有一陣子離職率高。有些醫師做沒多久便離職，選擇自行開業，甚至把病人、助理和行政人才通通帶走。

林信介說：「這是台灣診所界的常態，想創業的醫師會『撿現成』，除了人才，就連經營模式、觀念技術、行政管理作業也會整套複製，」德威當時就遇到這樣的困境，「院長那時候滿受傷的，心情很沮喪，我們都看得出來。」

陳義聰開始檢討問題出在哪？深知學醫出身的自己，對於管理並不在行，於是在商界朋友的推薦下，委託企管顧問公司進行專業的人事管理。

沒想到，企管顧問團隊不懂醫療，還沒發現問題點之前，陳義聰便花許多心力帶他們認識醫療作業的模式和文化，加上顧問團隊把一般企業管理模式帶進醫療現場，反而造成醫師和員工更大的反彈。

「結果吵著要辭職的人更多了，雪上加霜，」陳義聰想起當時的情形苦笑著說。

那陣子，陳義聰就讀台大經濟系的侄子看他愁眉苦臉，建議他報考台大

EMBA，進修企業管理課程，還特別為他準備入學考試的參考書。

「可是我很不用功，每天忙得團團轉，根本沒空念書。」陳義聰很不好意思的說，台大EMBA筆試那天，他不但遲到，考卷也沒寫完，再加上考前準備不夠，心想自己一定考不上。

只是萬萬沒想到，台大EMBA榜單公布時，陳義聰竟然看見自己的名字。他很興奮地去報到，上課第一天聽著同學們輪番自我介紹，發現大家都是知名企業和上市櫃公司高層主管，只有他來自醫界。

陳義聰一度很不解自己為什麼會被錄取，直到輪到他自我介紹時，台大國際企業學系暨研究所教授趙義隆，特別指著他向大家介紹說：「這位是我刻意錄取的學生，因為我們從來沒看過有人可以在醫療產業進行垂直與水平整合，非常特別。」

憑藉著教授的鼓勵，讓陳義聰重拾信心，既然自己可以在事業版圖上做到突破創新，現在面對管理問題，只要不放棄，認真找出辦法，也一樣可以跨越難關。

針對產業特性，定位管理策略

陳義聰在台大EMBA讀了兩年後，對經營管理逐漸有了心得。他發現，很多課堂上的專業內容未必適合醫療產業，這也讓他領悟，醫療事業體質不同，無法套用在一般的企業管理模式，這也是為什麼他參考或學習到的企業管理做法，放在德威反而碰壁。

陳義聰從年輕時便養成每天沉思半小時的習慣，獨處靜心思考各種難題的解方。有一天，台大EMBA下課後，「我突然在想，德威一直要走自己的路，在管理上何不也走自己的路？不用一般企業的管理模式？」

他的思考是，醫院和一般企業不一樣。首先體質不同，醫療產業經營利基市場講求高度專門化，是一種客戶需求獨特，從業人員執掌高度細分，且常被忽略的小眾市場，不適合中大型企業的管理模式。

其次是人的不同。陳義聰認為，醫師是聰明的人才，在校課業名列前茅，學醫後又站上社會的金字塔上層，自信與自主性極高，服從性相對較低。「而且將心比心，我身為醫師，從小會念書，喜歡自由，凡事自己會思考、會自制，犯了錯自己會回頭，根本不需要別人來指手劃腳，」想著想著，陳義聰心裡長久以來的困惑解開了，德威的醫師們就是這樣一群聰明又自制的專業人士，何必硬要用一般的管理模式去管束呢？

陳義聰開始對醫師放手，不拘泥於嚴格要求日常作業，唯一的要求是，不能做沒有醫德的事，「患者不笨，你亂用不必要的治療或醫材，他們都會知道。」這是他最堅持的原則，如果理念不同的醫師要走，也不必強留。

漸漸地，德威內部產生自由但不放縱的文化，即使還是有醫師離職，陳義聰也視為去蕪存菁，會有更多抱持同樣理念、適合德威的人才留下來。

就這樣度過了一年多的陣痛期，四家診所的人事日益穩定，業績持續成長。「我常常跟同仁講，不要唱高調，」陳義聰說，回想一路走來的人事管理策略，他的想法日趨單純但堅決，不論是對醫師、助理、行政和技術部門的同仁，打造好的工作環境與合理收入絕對是管理者首要任務；其次則是要不斷灌輸誠信專業的工作態度與精神，為病人提供合理且高品質的治療和服務，並內化成為德威的企業核心價值與理念。

打造幸福企業，歡迎離職員工回任

陳義聰對員工的付出，也換來美好的回報。德威國際口腔醫療體系連續於二〇二二年、二〇二三年名列知名人力銀行票選的「幸福企業」金獎。

「這是別人選的，比較客觀，我覺得滿高興的，」陳義聰說話時，臉上有著掩不住的欣慰和喜悅，畢竟好不好不是自己說了算，別人的肯定更讓他感到驕傲。「全國生技醫療類企業有幾萬家，只有二十幾家成為幸福企業的金獎得主，德威不但榜上有名，還是唯一的口腔醫療企業，」他補充說明。

另一件事也讓陳義聰感到格外欣慰。他說，員工在同一家企業工作久了難免會倦怠，會離職去看看外面的世界，德威也不例外，不過有許多離職員工會再重回德威，而且回來之後鮮少再離開。

在陳義聰眼中，這些回任員工很珍貴，「他去外面比較過後又回來，我覺得很棒，代表他認同，也覺得德威比較好，如果德威不好，又怎麼會回來？」尤其回任員工經歷過外面不同職場的洗鍊，心態會更加堅定，陳義聰不但伸出雙臂大表歡迎，語氣中也流露出滿滿的自信與豁達。

掛號費維持三十元

投身醫療產業大半生，陳義聰用企業精神經營德威，在追求成長之餘，對病人始終懷抱著感恩與溫暖情懷。景美德威是他的「起家厝」，不管物價如何上漲，一般基層診所的掛號費都要收一百到一百五十元，但景美德威至今仍維持三十元，部分負擔也只收五十元，只有一般診所的一半。

而許多在景美德威看診的病人，都是社區老鄰居，即使搬家了，還是大老遠從外縣市來看牙。林阿鑾印象最深刻的，是一位病人長年在中國工作，每次回台灣都要到景美德威洗牙，一走進來就像老朋友般和醫護同事們聊天，還不斷叨念著：「你們好難約喔……」這一群一路陪著德威成長的老朋友，讓陳義聰心懷感激，百元有找的部分負擔和掛號費，則是真心回饋。

三十七年前成立時只有一個店面、五張診療椅的景美德威，因濃濃人情味，加上好技術與服務，不斷向左右店面延伸，如今已有包含一、二樓的五個店面，診所旁邊還有兩個一、二樓店面，分別成立數位牙技所和行政部。

整整七個店面，訴說著陳義聰一路打造品牌的成果，也是德威國際口腔醫療體系經年累月拓展事業版圖的根基所在。陳義聰從這裡出發，腳步愈跨愈大，實現了夢想，接下來還有更多挑戰、更高的山峰，等著他突破、攀越。

品牌創造價值，邁向永續經營

陳義聰勇於投資設備，整合上下游提供一條龍完善服務，用心打造扎根台灣、放眼全球的牙醫品牌。

那一座矗立在陳義聰心中，必須攀越的高山，就是建立全台灣第一家牙醫口腔醫院，而實現這個夢想的前提，就是要形塑德威牙醫診所的品牌形象。

一九八九年景美德威、一九九三年新店德威陸續開業之後，隨著兩家診所業務量快速成長，一九九七年陳義聰前進新北市的中和與板橋，開設第三與第四家德威牙醫診所，都是當地大型牙醫診所。

看著「德威牙醫」的招牌一個接一個建立起來，品牌觀念逐漸在陳義聰腦海形成。

陳義聰認為，唯有品牌才能帶來價值，維持企業永續。

立足台灣走向世界的牙醫品牌

一九九〇年代，蘋果電腦風潮席捲全世界，蘋果公司也因此成為科技巨擘，該品牌的電腦、手機和其他3C產品，贏來全球無數粉絲的品牌忠誠度。陳義聰說：「蘋果的商品也許不一定是業界最好，但因為『品牌』，產生了無法取代的價值，憑藉著品牌形象，在消費市場上就是可以賣得比別人好。」

陳義聰也常常獨自走進漢堡速食店，點一份餐，在座位區觀察店裡的服務、作業流程與氛圍、客人用餐感受。他發現，速食店鮮黃亮眼的商標形象，背後代表的意義不僅是歡樂聚餐，更多的是乾淨、衛生與品質把關。

「我貴，但我值得，而且我必須向消費者負責，」陳義聰說，品牌本身訴說著一種價值，醫療不也應該這樣嗎？他也思考，醫療院所能建立怎樣的品牌？創造出怎樣的價值？

隨著旗下診所陸續成立，陳義聰心中的目標日益清楚，要讓「德威」成為口腔醫療產業裡獨一無二的品牌，對消費者來說是一種保證，代表嚴謹專業的服務品質，給病人最適合的治療方案。

購置全國第一台牙科CT

陳義聰委託設計公司為德威設計企業識別（CI），以「Dentway」做為德威的英文名字，這個名字由三部分組成：「Dent」代表牙醫（Dentist），「tw」指台灣（Taiwan），way則是道路，「Dentway」代表台灣德威要走自己的路，而這個品牌將立足台灣，永續經營，未來要走向世界，有著前瞻國際的期許。

經營品牌是一條漫長的路，德威牙醫在醫療事業版圖穩健發展、業務量和病人快速增加的同時，也積極投入增加設備，提升醫療品質，唯有給病人最好的產品與服務，才能累積起德威在病人心中的品牌形象與忠誠度。

二〇〇五年，陳義聰決定購買牙科專用的斷層掃描機（CT）。「很多人覺得院長發神經，要投資那麼多錢，一台CT加上解讀的電腦軟體，要花一千多萬元啊……」林信介回憶說。

陳義聰願意花大錢購置牙科CT的理由很簡單：因為病人有需要。十幾年前，植牙在台灣漸成趨勢，為了判定植牙位置，病人一般會照傳統的平面環口X光片（PANO），但X光精準度不夠，醫師往往只能憑經驗去猜測位置和角度，所以常常有打錯位置引發醫療糾紛的情況發生。

當時，若有少數植牙病人真的必須照CT時，牙醫診所會先安排他們到大型的西醫醫院，去照不是為治療牙齒所設計的一般CT，雖然堪用，但輻射劑量很大，對於只需要照口腔內極小部位的病人來說並不適合。

除了植牙外，拔智齒也需要牙科CT，因為牙齒下面有一條神經管，如果只用傳統PANO去照，影像呈現位置有誤差，只能做為參考，唯有用3D立體影像才夠準確，可惜當時放眼全台灣牙醫界，找不到一台牙科專用的斷層掃描機。

Jessie回憶，購置牙科CT非常花錢，當時別說一般牙醫診所沒有，連醫學中心的牙科部也未添購這項設備，所以醫療器材代理商不敢進口，擔心賣不出去會變成庫存。

既然國內沒有牙科專用CT，陳義聰只好自己查詢國外資訊，發現國外已研發出一種錐狀射束電腦斷層掃描機（CBCT），可用在口腔診斷。原理是X射線發生器以較低射線量圍繞投照體做環形數字式投照，相較於傳統的X光影像，CBCT能讓牙醫師對牙齒和其他口腔組織做更詳細的評估，大幅增加診斷的準確度。

更重要的是，ＣＢＣＴ輻射劑量是一般ＣＴ的四十分之一，這讓陳義聰決意非買不可，如此才能提升植牙和拔智齒的準確性，保障病人的醫療安全。

親自飛日本測試

為了更了解ＣＢＣＴ這種新型機器，陳義聰特地去請教某醫學中心的放射科主任，對方建議他一定要買，並表示日本已生產上市。

陳義聰聽了之後很興奮，立刻邀約代理商飛往日本，當時日本已有幾家齒科醫院購入ＣＢＣＴ，陳義聰親自當示範病人去照射，拍出來的影像效果讓他非常滿意。

兩、三個月後，全台第一台牙科專用的斷層掃描儀，遠從日本運到景美德威，德威還與台大學者合作，配套製作軟體程式，並聘請專業放射師操作儀器，成為台灣第一家聘有放射師的牙醫診所，後來連台大、北醫等醫學中心都會轉診牙科病人到德威拍CBCT。

做為一個牙醫師，陳義聰記得剛開始看到病人的CT影像時很震撼，「非常精準，對醫師的幫助太大了。」但他也知道，一台要價一千多萬元的CBCT，一般診所絕對買不起，因為開一家診所的裝潢和器材設備成本大約五、六百萬元，光買一台CT就可以開兩家診所。「只有院長有這種氣魄和視野，」林信介由衷地說。

提起這項大手筆的投資，陳義聰眼神淡定地說：「我一直覺得，只要是對病人好，對醫師好，就是雙贏，花一千多萬元投資非常值得。」

如今，這部全台首度引進的CBCT，使用多年後已功成身退，現放置在景美德威二樓的一角，即使閒置，外型依然光潔閃亮，從未被當成廢棄物，更不會被「斷捨離」，因為那是德威追求醫療品質的歷史見證。

陳義聰說，有人問過他，花這麼多錢買CT，要多久才能回收？因為按常理判斷，照一個病人頂多收取一、兩千元，這項投資是不是注定賠錢？

對於這個疑慮，陳義聰一點也不在意，就算投資賠錢也無所謂，因為他相信，人生有很多事情沒辦法用錢去衡量。「如果凡事都要精打細算，很多事情就不用做，也永遠做不了。」

看著這台老機器，陳義聰的笑容格外豁達。對他、對德威來說，這種做事的態度與想法，正是品牌價值的最佳體現。

領導人的願景，有員工跟隨

自從德威引進第一台牙科ＣＴ後，台灣愈來愈多大型醫院開始跟進，漸漸地，牙科ＣＴ已成為一些牙醫診所的「標準配備」。

林信介有很多大學同學自行開業設立牙醫診所，他很難忘當年德威剛引進ＣＴ時，同學們豔羨的眼光，做為一個牙醫師，對於自己服務的診所有這種設備，也覺得十分驕傲，那是一種身為德威人的榮耀感。

「院長的想法一直走在別人前面，他很清楚要把德威帶到哪個方向，並且朝著目標穩健前行，」林信介說，他從一個剛出道不久的年輕牙醫師，到如今年過半百，也曾有機會去當開業醫師，但他始終選擇留在德威。「人生不是只有賺錢，我會願意跟著有願景的老闆，」林信介的口氣非常堅定。

這樣的想法，連德威的行政管理團隊，也有相同感受。

Jessie 長年跟著陳義聰與外界談合作、辦課程、談採購，深深體悟到院長從不滿足於現狀，一直想把診所帶往更好的方向走的企圖心。

「跟院長做事很累，做完一件，一定馬上有下一件，」Jessie 笑著說，她覺得陳義聰就像是一個逐夢者，每一個德威人就是執行者，願意跟著他一起追求夢想，完成夢想，因為，「院長在牙醫領域裡有一個遠大的夢，很多時候並不是以賺錢經營為目的，他有太多理念和想法，早已不計成本。」

提供消費者其他同業難以複製的產品、服務與企業精神，是走向品牌之路的關鍵要素。

因此，完善軟硬體設備只是第一步，德威不甘於只做一家單純為病人治療的醫療院所，還要開拓更遼闊的產業版圖。

陳義聰的想法是：一個成功的企業家，不論經營何種產業，一定要以成為產業前三大為目標，「這樣才有機會做好，才能生存，並且永續經營。」

上下游垂直整合，奠定發展基石

事實上，景美德威成立不久，陳義聰就知道，如果要做到牙醫產業第一大，勢必要邁向「一條龍」的服務。也就是除了水平式擴張，像是新設醫療院所、開放結盟診所之外，還要能垂直整合上下游的牙材和齒模事業，唯有垂直水平串連在一起，才能穩健體質、長久經營，以最強的競爭力站上國際舞台。

「所謂牙醫院所的上游，就是牙材公司，下游則是齒模工廠，串起上下游，正是一條龍的概念，」陳義聰進一步解釋。

早期，為了掌握假牙及齒模品質，景美德威成立第三年便設立技工部門，一九九六年將技工所遷到新店工業區，擴充規模到一百多坪，成為全台排名前五大的齒模公司，因為製作精密與嚴謹，不少教學醫院的齒模都是由德威齒模部門承製。

一九九九年，陳義聰進一步創立德威貿易有限公司，直接代理及進口牙科醫材及設備等。

「早年台灣牙醫使用的產品，大多來自醫療器材經銷商代理進口，但不見得符合醫師和病人的真正需求，而且為了利潤，代理商進口轉手賣給牙醫的價格很高，」Jessie 說，這情況讓陳義聰很感慨，才決心自己做。

至此，德威整合了口腔醫療上下游所需的材料、齒模、器材設備及醫療診所等資源，達成診所、齒模公司、牙材公司三者合一的理想，建構出完整的德威國際口腔醫療體系，為將來更長遠的發展奠定基石。

不僅如此，隨著醫療科技不斷進步，近年來，陳義聰帶著德威團隊，持續為齒模與牙材事業注入源源不絕的創新能量。

數位轉型，成立尖端牙技所

二〇一五年，數位轉型革命風潮吹進德威，陳義聰決定成立尖端數位牙體技術所，這是一個直接完整輸入國外最新設備和技術的牙體技術所，讓每一副假牙得以被精準、快速、美觀地完成。他還安排牙技師赴美國進修，引進西雅圖華盛頓大學最新技術。

數位牙體技術所就位在景美德威旁，作業全程數位化，由遠端診所透過3D數位口腔掃描機及立體斷層掃描等精密儀器設備，將患者口腔的數位檔案傳輸到牙體技術所，供牙技師進行精細的設計，之後再以齒雕機製作假牙或用3D打印機製作手術導引板等，透過這些數位設備的輔助，讓德威能夠提供更舒適與精準的治療。

二〇二一年，位在內湖的德威國際牙醫口腔醫院成立，院內也設計了一間數位牙體技術室，以透明玻璃的方式，公開展示數位齒模的製作流程。

「有時候病人會擔心自己的假牙齒模被送到一些製作較粗糙廉價的國家生產，因此，德威希望讓病人清楚看見假牙製作過程，而且每一顆做好的假牙，都會附上德威的保證卡，代表Made in Taiwan，以及德威的品質保證，」Jessie表示，一個貼心的做法，就能讓病人放心交付。

如今，牙醫口腔醫院的牙體技術室窗外，不時可以看到病人貼在玻璃牆前看得津津有味，邊看邊問，很好奇假牙是怎麼做出來的。

更有人笑說，這簡直是牙科版的「齒模鼎泰豐」，像是鼎泰豐的公開廚房，讓客人親眼看見每顆小籠包的製作過程，象徵著品牌的技術，以及經營者的自信心。

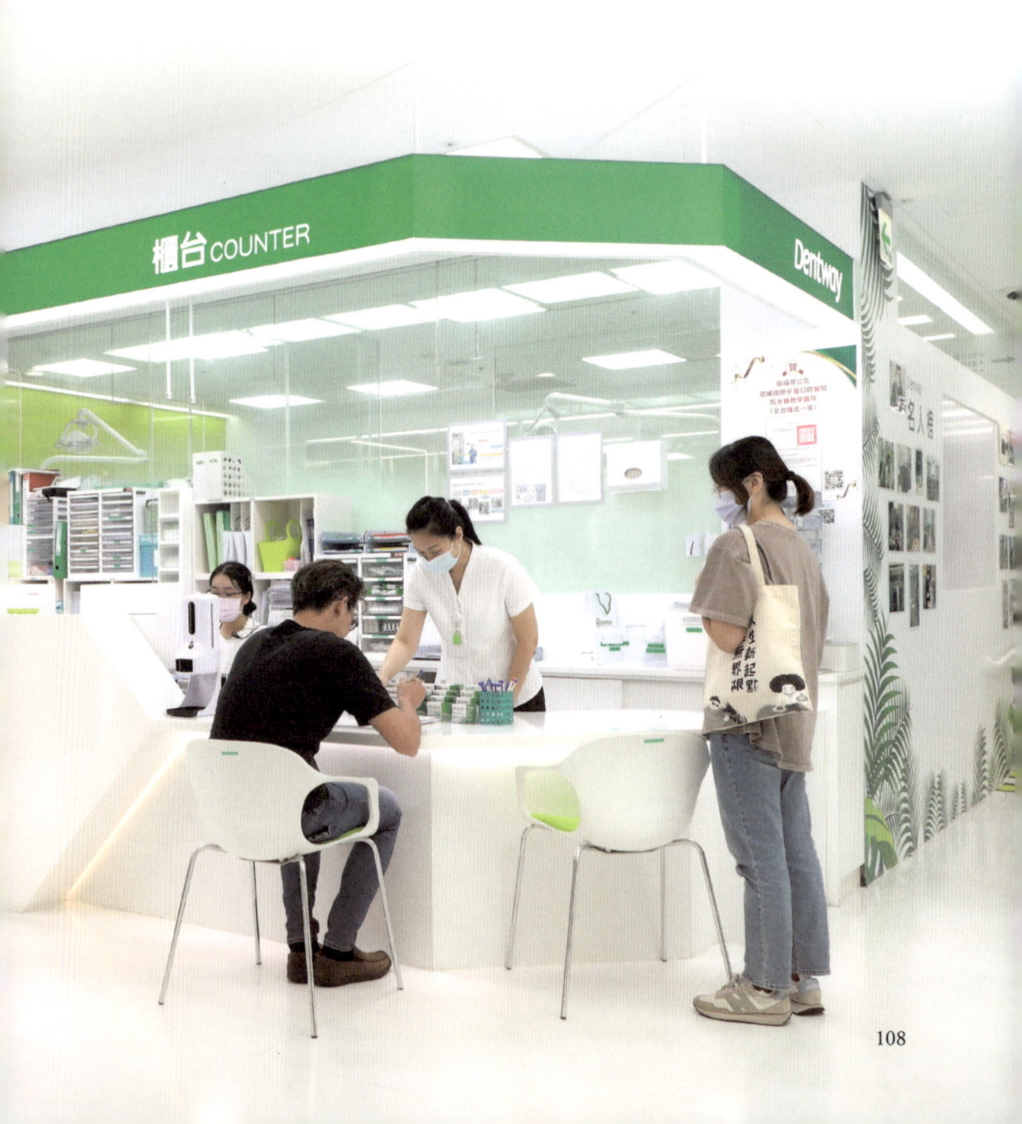
櫃台 COUNTER
Dentway

4

建院

二〇二一年，德威成立台灣第一間牙醫口腔醫院，
牙醫不再是附屬於西醫下的一個科，
可進行教學、研究與門診，提升醫療質量，
讓牙科走向專科化，
患者能夠獲得專業與完善的治療。

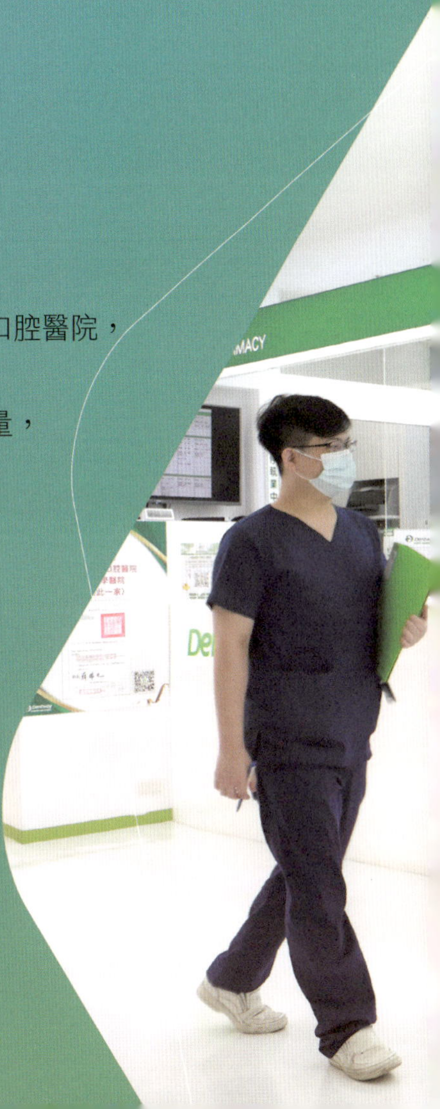

堅持信念的倡議者

做對社會有意義的事情，是陳義聰不變的信念，為了台灣牙醫的發展並讓病人獲得完整照護，創立醫院是他的目標。

內湖路是台北市的交通要道之一，車水馬龍、往來人潮眾多。而內湖路上、靠近港墘路的捷運港墘站，則是通勤上班族的重要站點，單日平均上下車乘客人數達上萬人次。

曾經進出過港墘站的乘客，無論進站前、出站後，都無法忽視一樓有個綠字白底的大招牌，上面寫著「Dentway德威國際牙醫口腔醫院」。

路過的人會好奇，這醫院乍看像是牙科，但氣派明亮的超大店面和一眼望去的內部空間與設備，又像是頗具規模的西醫醫院。

這裡是全台第一家，也是獨一無二的牙醫口腔醫院，擁有完整的牙醫專科團隊、先進的牙醫設備和完整的口腔醫療照顧。這裡也是陳義聰的夢想和使命所在，奔走半生的他，顛覆傳統牙醫體系，終於打造出獨一無二的牙科城堡。

荒謬時代下的牙醫歷史

談起台灣的牙醫體系，陳義聰臉上總會閃過不服氣的表情。

「台灣沒有牙醫醫院，只有牙醫診所，就算中大型醫院設有牙科，也不太受重視，遠遠落在內外婦兒等熱門科別之後，」陳義聰這股不平，早在年輕時就一直深植心裡。

陳義聰說，外界多半認為牙醫附屬於西醫之下，但其實西醫有二十多個專科，牙醫也有十一大專科，完全是一個獨立的醫療體系。

從教育制度來看，也可以支撐這個理論。

事實上，不論國際或台灣，在醫師養成教育過程中，牙醫學系和醫學系一向各自獨立且平行，牙醫學系不是醫學系底下的次專科。就像台灣大學醫學院體系下有醫學系、復健系、護理系等，牙醫學院（或口腔醫學院）也有口腔衛生、牙醫學系和牙體技術系。

「但偏偏一出了大學校門，牙醫卻馬上矮了一截，成為西醫體制裡的一科，這是百分之百的矛盾，」陳義聰再一次強調。

陳義聰常研究國內外牙醫發展、制度和歷史脈絡。他發現，世界不少國家有牙醫醫院，日本甚至早在一百多年前便有牙醫醫院（齒科醫院）。

反觀台灣，牙科醫療起步極晚，日治時代才有第一部齒科治療台，設在台北帝大醫學部附屬醫院（台大醫院前身）的外科部，齒科主任由西醫兼任。

當時台灣也沒有牙科醫學教育，只有少數經濟能力極佳的家庭，能送子女赴日本攻讀牙醫。而台灣開業牙醫也很少，以致民間衍生出「齒科店」，幾乎都是土法煉鋼的密醫，設備落後老舊，沒有安全衛生可言。

齒科店採師徒制，技術是父傳子或是師傅傳給助手，許多只是略懂皮毛的齒模師，學了技術之後，便成為幫人治療牙齒的密醫。

後來台灣又出現鑲牙生的新行業，原本工作範疇是製作假牙時幫病患咬模、印模、試模、安裝，但漸漸地也和齒模師一樣成為密醫，替人看牙、拔牙、鑲牙。

改變現狀，對大眾有意義

陳義聰每次爬梳牙醫歷史資料時，總不免感慨，在那個生活貧困的時代，扭曲了台灣的牙醫醫療體系，拉低牙醫該有的尊嚴和定位。即使隨著時代變遷，經濟快速發展，人們的生活逐漸富裕，也鮮有人去導正走偏的路，或願意搶救被耽誤的牙醫體系發展。

而民眾的看法也讓陳義聰遺憾，從行醫開始，他就常問病人對牙醫的認知，結果得到的答案總是「牙醫是附屬西醫之下的一個科」。

有時候陳義聰會試著跟病人解釋先進國家的制度，不但西醫與牙醫各自獨立，甚至有些西醫還是附屬在牙醫醫院裡，但通常這種說明，十之八九換來的都是一臉驚訝或茫然。

但是陳義聰沒有放棄，他相信只要肯做，一定來得及。面對傳統的制度與大眾的認知，他並不喪氣，反而正向思考台灣牙醫的未來：「我可以做什麼？」因為他很清楚，只要台灣沒有百分之百完全獨立的牙醫醫院，跟民眾說再多也是聽不懂，牙醫地位更是難以提升。

創辦牙醫醫院的念頭，不斷地在陳義聰腦海中成形。

他認為這是對國家、對大眾都有意義的事。一來台灣沒有牙醫口腔醫院，代表牙醫體系的發展不足，又落後他國；另一方面也限制了牙醫醫療品質的提升和更多資源的投入，並非大眾之福。

「雖然台灣起步很晚，但總要有人開始，」陳義聰認為自己有使命推動牙醫體系的改變。

投入公會組織，帶頭改革

二〇一一年，隨著德威診所版圖的快速擴張，以及齒模製作、牙材進口的生意順利成長，陳義聰在牙醫界站穩腳步，累積深厚人脈，當選台北市牙醫師公會理事長。

在理事長任內，陳義聰經常邀請國外專家來台，介紹先進的牙醫治療技術和做法，有更多機會與國外牙醫師和學者交流。他好奇國外的制度，迫切的想學、想看，想將前瞻視野引進台灣。

他也是一位格外關心公共政策的理事長，在公會內成立牙醫政策智庫，討論牙醫的公共政策。身為公會領導者，陳義聰要站出來，帶頭引導醫界、學界及社會大眾關心公共政策。

「當理事長不只是滿足會員需求，更不能只會在選舉時忙著動員和輔選，」提起外界長期以來對「公會理事長」的既定觀感，陳義聰堅決地說。任何改革都需要有人起頭，他既然站上這個位置，就應該有這種大格局和眼光，帶領團隊朝向正確的方向前進。

陳義聰決心推動公共政策改革，首先是立法。

他發現許多國家都有《醫師法》和《牙醫師法》，但台灣只有《醫師法》，牙醫則被納入《醫師法》管理，無法享有足夠資源，政府也沒有法源去扶植牙醫產業成長。陳義聰認為：「從學校教育、實習機構、證照考試、執業範圍，到輔助執業的次專業、醫療機構設置等面向，國外對《牙醫師法》有著不同於西醫的規範，牙醫單獨立法是世界潮流，台灣必須跟上去，不能原地踏步。」

二〇一四年，陳義聰當選第十二屆中華民國牙醫師公會全國聯合會（簡稱全聯會）的理事長（二〇一七年卸任），一上任即提出兩大目標——推動牙醫師法立法、創辦牙醫口腔醫院。

「要徹底解決牙醫界問題，這兩個目標是重中之重，是所有問題的核心，」每一次跟會員開會，陳義聰都會再三宣示目標，同時擬定行動方案。

孤獨的倡議者

首先，陳義聰委託學界進行「世界先進國家口腔醫療體系之比較研究」，讓醫界和公部門了解牙醫師法單獨立法的重要性。之後，全聯會進一步提出牙醫師法草案，詳列教育、考試、專科制度、在職訓練、執業、牙科醫療機構設置標準、牙科輔助人員的相關規範，以及如何建立牙醫醫療輔助人員合法工作地位、健全牙醫醫療服務人力、評鑑及主管機關等內容。

可惜的是，他的努力遭受到很大的阻力。全聯會內部反對聲浪四起，很多牙醫師擔心一旦獨立於《醫師法》之外，牙醫師的地位會被弱化。

「這是歷史造成的迷思，」陳義聰解釋，數十年前受到鑲牙生、齒模師等密醫拖累，一般人對牙醫師的認知不高，所幸後來《醫師法》修法納入牙醫師，釐清了牙醫與齒模師、鑲牙生的界線。

因此，部分牙醫師擔心牙醫若單獨立法，會走回頭路，牙醫將不再被視為醫師，社會地位下降，形象受到影響。

但是，陳義聰認為這些考慮都是多餘的，因為台灣有《醫療法》，其中，對醫師的定義包括中醫、西醫和牙醫。

他花了很多時間向牙醫師會員們說明，也獲得部分立委支持，還開過多次公聽會，但最後依然無法說服反對者，到了全聯會理事長任期的最後半年，只好放棄。

陳義聰第二個目標——成立台灣第一家牙醫口腔醫院，在全聯會內部依然不被支持。

傳達建院理念

陳義聰當時有如傳教士般的四處宣傳理念，說服會員，希望透過全聯會帶動牙醫界合作，有錢出錢、有力出力，攜手創辦一家真正屬於牙醫界的綜合型牙醫醫院，也就是牙醫口腔醫院。

無奈的是，陳義聰的努力換來不少冷言冷語，不時還有雜音傳出他推動立法和建院都只是為了一己之私，說：「因為只有陳義聰才有財力開口腔醫院。」甚至有反對者當面嗆他：「有了牙醫師法，理事長開醫院才方便。」

這些誤解讓陳義聰感到心灰意冷，常常在離開牙醫界聚會討論的當下，他的心裡格外落寞，雖然早已知道走在前面的人注定孤獨，但他還是不禁感慨，因為一些人的格局和眼光不足，阻礙了醫療進步的速度。

陳義聰推動牙醫口腔醫院的成立，的確有其必要性與時代意義。

過去，台灣牙醫體系呈現兩極化發展，一端是中大型綜合醫院裡的牙科，另一端則是牙醫師開設的診所。牙科在醫院中受重視的程度不如其他西醫科別，而病人在診所裡則不容易獲得完整的治療，當發生複雜的口腔問題時，往往會被轉介到其他診所。

牙醫走向專科，醫院走向綜合

隨著時代的演進，醫學技術和治療流程走向細緻和專業化，治療牙齒也勢必朝向專科化發展。二〇一七年衛福部修正發布《專科醫師分科及甄審辦法》，將牙醫專科分科，從原有的三科增列為十科，包括口腔顎面外科、口腔病理科、齒顎矯正科、牙周病科、兒童牙科、牙髓病科、贗復補綴牙科、牙體復形科、家庭牙醫科、特殊需求者口腔醫學科，而這正是牙科專業化的見證與進展。

從這幾年牙醫專業發展來看，牙醫師已經很難樣樣精通，專科觀念在醫界逐步形成，為了對自己也對病人負責，很多牙醫師會把較複雜的專科病人轉出去，交給其他專長的牙醫師處理。

譬如俗稱「抽神經」的根管治療，有些病人狀況單純，只需要在家庭牙醫科處理，但有些症狀卻比較複雜，該由牙髓病科治療。拔牙也是，狀況難易程度落差極大，一般拔牙口腔外科可以處理，智齒就要交由顎面外科操刀。

陳義聰也發現有些小型診所的牙醫師，面對自己不擅長的項目時，不敢把病人轉介給專科醫師，怕被說「技術差」，結果是病人受苦。即使有診所願意轉介病人，卻造成病人要重新預約和奔波看診，陷入耗時耗力的困境。

因此，成立牙醫口腔醫院，讓病人不必轉診，在同一家醫院中就可以獲得各種專業的治療協助，正是陳義聰推動建立牙醫口腔醫院的初衷。

而「設立兼具教學、研究及門診且各科完整的牙醫口腔醫院」這個理念，也是讓醫師、病人達到雙贏的最佳模式。

不轉診反而會影響健康

此外，牙醫必須要建立轉診制度。以一般病人最常發生的牙周病與補牙（贗復補綴）問題來說，牙周病可能會需要進行根管治療、拔牙、做假牙甚至植牙，患者可以在德威國際牙醫口腔醫院一次解決，有不同的專科醫師在不同階段為病人處理。

「我們不需要不懂裝懂，德威每位醫師都清楚自己負責的治療到此為止，下一階段的治療有其他醫師更擅長，會把病人轉過去，讓病人能夠得到完整的治療與照顧，」陳義聰說。

德威國際牙醫口腔醫院主動為病人轉診，也是因為陳義聰發現，一般民眾常覺得牙齒問題是小病，到診所如果無法完整處理，便只求「不痛就好」，懶得轉診到別家牙醫。但是，牙齒若未能及時進行完整治療照護，小蛀牙可能會演變成需要做根管治療，甚至要拔牙、植牙，而牙醫口腔醫院各科齊全及擁有許多不同專長的牙醫，就是為了要避免患者的病情被延誤。

但陳義聰認為，這和西醫的大型醫院與社區診所共存的模式一樣，牙醫診所絕對有其存在價值，可以在社區裡為民眾做好洗牙、補牙等基礎治療和照護，不用擔心被取代的問題。

他也提出已有國際研究指出，咀嚼和口腔會影響身體是否健康，例如日本失智症權威醫師長谷川嘉哉的研究顯示，咀嚼的動作會增加腦部血流，活絡大腦，預防失智，健康老人也多半有著順利咀嚼、自由進食的特質，因此腸胃會比較健康。而美國心臟協會期刊《*Hypertension*》的研究也發現，牙周病患者罹患心血管疾病的風險，比沒有牙周病的人高出近兩倍，因為牙周病會導致慢性發炎，進一步影響心血管健康。

因此，口腔問題不容輕忽，尤其台灣已邁入高齡化社會，老人牙病一旦被延誤，就會有腸胃病變甚至失智風險，這也是加速陳義聰成立牙醫口腔醫院的動力之一。

專科醫師駐診打下基礎

專科醫師的概念，早在德威診所時代即成形，後來更成為德威國際牙醫口腔醫院的重要基石。

林信介說，二十年前景美德威、新店德威等幾家診所已邀請專科醫師駐診，他們收治的都是自費項目，但有時病人不願意自費，就由德威支付專科醫師自費費用，一診約一萬元，病人只需負擔健保價格。例如當時專科醫師進行自費的根管治療，德威申請健保可能只拿到幾百元的給付，中間九千多元的差額，「院長說我們自己吸收。」

林信介和其他醫師曾經不解為何要「貼錢做專科」，何不把病人轉出去就好？但陳義聰強調，「這是為了醫療品質，一切以病人為優先考量。」如果德威能夠提供好的醫療服務與治療，讓病人信任，他願意補貼這個錢。

另一方面，邀請專科醫師在德威診所駐診，還能分享臨床經驗，彼此互相學習交流。林信介說：「專科醫師都是『學長』，德威診所的年輕醫師可以在他們旁邊觀摩。」而這對非常重視醫師教育訓練的陳義聰來說，提升醫師專業技術，比賺錢重要太多。

憑藉著推動牙醫產業的發展、提升牙醫師的社會地位、守護病人的牙齒健康，即使不被外界認同與理解，甚至遭受非議及誤會，還是澆不熄陳義聰的熱情，持續在邁向目標的旅途中倡議、行動、實踐。

突破困境的掌舵者

二〇二一年德威在台灣創設第一間牙醫口腔醫院，成立過程除了要符合法規，還要應對各種難關，而德威都一路克服。

陳義聰愛看人物傳記，長期關心政治與時事。說起台灣這幾十年的政治經濟發展，他感慨太多政黨角力，拖累了台灣成長的步伐。

「台灣最該珍惜和感謝的，是李國鼎、孫運璿這一代的政府首長，半世紀前力排眾議、排除萬難，創設科學園區，把積體電路帶進台灣，」陳義聰說，正因這群人決意投入資源於科技和生技產業，才讓台灣有了台積電等科技大廠，那是真正的遠見與格局。

陳義聰在擔任全聯會理事長任內，推動牙醫師法和牙醫口腔醫院所遭受的挫敗，讓他感到灰心，但想起孫運璿和李國鼎兩位他尊敬的政治家，也曾經歷冷言冷語，卻始終堅持做對的事，而歷史見證他們的選擇，帶領台灣走上正確的路。

他曾在日記中寫下：「縱使路途多艱，既然是必做之事，就得施展魄力去做……，雖千萬人而吾往矣。」這是陳義聰閱讀《孫運璿傳》，書中記載著這段鍥而不捨的歷史，也讓他再度燃起了勇氣。陳義聰鼓勵自己，雖然沒能順利推動牙醫師法，但創辦牙醫口腔醫院仍可憑一己之力再試一試。

尋覓建院地點

卸下全聯會理事長一職後，成立牙醫口腔醫院，被陳義聰視為現階段最重要的使命。

而開設牙醫口腔醫院的第一步，是找到建院地點。

其實陳義聰十幾年前就開始四處看地，除了台北市和新北市之外，還曾經前往中南部如新竹縣市、台中市、高雄市等地尋找適合地點。

理想的建院地點並不好找，面積至少要千坪以上，以建構口腔顎面外科、牙體復形科、牙周病科、牙髓病科等十一大專科的診間，還要容納百餘人的醫療團隊，以及可供住院、開刀房運作的空間。

「很多人知道德威要建醫院，都會介紹地點，我們也跟地方政府談過合作，有些縣市首長也有意願支持，甚至找到地點也談成了準備簽約，最後關頭卻緊急煞車，」德威國際牙醫口腔醫院行政主任吳孟淇，負責建院籌備行政工作，十多年來陪著陳義聰看過很多地點，她想起過程中的波折和困難，忍不住搖頭。

陳義聰最早相中的，是一塊位於台北市仁愛路福華飯店旁的一棟建築，談了一年多，未料簽約前夕該公司組織調整，結果無疾而終。

後來又有人介紹京華城購物中心二樓，整層樓兩千多坪，空間很大，地點也不錯，陳義聰和威京集團洽談一年多，最後決定要簽租約的前幾天，京華城表明租期只能兩年，因為兩年後整棟建物將會拆除，讓合作案再度胎死腹中。

「院長失望過很多次，但是他從來沒想過放棄，」吳孟淇說，每次簽約告吹，大家都會看見陳義聰臉上掩不住的沮喪，「但是很奇怪，第二天他就沒事了，繼續找。」

皇天不負苦心人

陳義聰的意志力堅決，即便遭遇挫折也不放棄，而每一次的挫敗，更在不知不覺中成為前進的動力與養分。

雖然京華城的合作未能如願，但京華城內部一位負責物業的主管卻和他非常談得來，因而結為好友。二〇一七年，有一天對方突然打電話告訴他，捷運港墘站有一處和捷運共構的大型空間，一共二層樓一千多坪，滿適合開設醫院，值得一試。

「港墘站共構？這種黃金地段怎麼可能？」陳義聰第一時間直覺不可能，但對方強調該地閒置多時，始終乏人問津。

原來港墘站共構的辦公樓層，因為面積太大，租金高，一直賣不掉也租不出去，而且台北市政府捷運工程局每半年就會因招標流標而降價一次，到了二〇一七年，租金已是原價的六折到七折。

絕佳地點、便宜租金、人潮聚集處，加上房東是台北市政府捷運工程局，讓陳義聰喜出望外，很快便簽約承租，解決長久以來的難題，建院工程順利地踏出了第一步。

「簡直是撿到一塊天賜寶地，」說起這段奇遇，陳義聰笑得合不攏嘴，這也讓他領悟，所謂幸運有很大原因來自於過往的努力，若非經歷過京華城那段無疾而終的過程，又怎會找到這塊他心中的寶地？

陳義聰笑著說：「十幾年來，房仲市場上很多人都知道有一個瘋子，想找大坪數土地，要開牙醫口腔醫院。」雖然一路困難重重，挫折不斷，但凡走過的路都不會白走，路上經歷的人事物，都有可能是冥冥中的助力，「凡走過必留下痕跡。」雖是一句老話，卻成為陳義聰夢想之路上最好的祝福。

關關難過關關過

在台灣，設立醫院要經過三個階段，第一步是先向醫院所在地的縣市政府衛生局申請設立許可；第二步則是要符合設置標準，經衛生局審查通過後才能取得開業許可；最後一關是開業之後，必須通過健保署的醫院評鑑，否則醫院無法申請健保給付。

找到建院地點後，陳義聰下一步要跟台北市政府申請認可，確定內湖區能否再新設一家醫院。

根據衛生福利部頒訂的《醫院設立或擴充許可辦法》，凡是設立醫院的所在醫療區域若屬「次醫療區域」，當地人口每萬人之平均病床數不得逾五十床，也就是說，該區如果有人口一萬人，區內所有醫院的病床數總合一旦超過五十床，就不能再新設醫院。

以台北市來說，醫院分布密度高，內湖區會不會超過「每萬人五十床」的門檻，一度令陳義聰十分緊張。他想起在台北市牙醫師公會理事長任內認識了一位衛生局官員，於是打電話請他幫忙先查一下。

朋友一聽，馬上回答內湖這種地方一定超過五十床，建議他改往新北市的中永和或土城等其他行政區尋找建院地址。陳義聰不死心，想著死馬當活馬醫，也不知哪來的勇氣，死纏爛打拜託他再查一下，幾天後好友很興奮的回電給他：「內湖區不到四十八床。」

陳義聰開心極了，忙說德威只需要十張病床（醫院設置的最低門檻），對方一聽高興地說：「理事長，那你大有機會喔。」

調動硬體設施的挑戰

二〇一八年到二〇二〇年，德威取得台北市政府衛生局核發的醫院設立許可，接著在許多日本及台灣醫界專家的協助下，逐步建立心目中的綜合性牙醫口腔醫院。但是，走在一條人煙稀少的路上，有太多難關擋在眼前。

先是建物使用執照不符。負責建院流程的吳孟淇記得，二〇一八年二月，德威和台北市政府捷運工程局簽下租約後隨即進行施工，但建造過程一起步，建築和設計團隊就發現，當初建物的原始規劃是商場，格局和動線規劃完全不符合醫院需求，包括消防、機電、空調、管線、隔間，全部都要「乾坤大挪移」。

更麻煩的是無障礙設施，因為光申請無障礙到台北市公共建築物行動不便者使用設施改善諮詢及審查小組會議，就歷經了三次。吳孟淇解釋，由於這個會議每個月只開一次，因此，當遇到案子很多時，就需要排隊以安排會議時間，耗費時間較久。

捷運港墘站大約在十多年前完工時，各項無障礙設施都是根據當時的法規通過，但到了二〇一八年，無障礙設施相關法規已然修正，當時由商場申請變成醫院時，無障礙替代改善計畫即須送請台北市公共建築物行動不便者使用設施改善諮詢及審查小組會議通過後施工。

吳孟淇最難忘的是，當時牙醫口腔醫院申請竣工查驗時，不料台北市政府勘檢小組看完之後，認為大樓地下室一、二、三樓的樓梯旁邊未加扶手，無法過關。

「就差那麼一點點，不符合標準就是不可以過關，」吳孟淇記得當時花了很大力氣向勘檢小組解釋，原始大樓公共區域就沒有做，但是勘檢委員依法行政，德威必須全面補強所有的無障礙設施，因屬於公共區域，還得與大樓管委會溝通取得同意再請廠商施工，這一施工，又延宕了半年。

等到大部分設施完成後，德威正式申請開業許可，進入審查程序。

卡在年久未修的法規

此時問題又來了，這是台灣第一家牙醫口腔醫院，雖然陳義聰鉅細靡遺地參考了日本做法，但台灣過去從沒有人申請過牙醫口腔醫院的開業審查，也沒有適合的法令可以依循。

「衛福部其實早在一九八七年就訂定《牙醫醫院設置基準》，但在德威提出申請前，各級衛生主管機關從來沒用過這套標準，閒置了三十多年，」談起法令，陳義聰直搖頭。

德威國際牙醫口腔醫院籌建時，各項配備皆依循這套塵封已久的法令，陳義聰也請教過許多人的意見，甚至陸續邀請醫學中心的主任級牙科醫師、護理師，以及資深醫界人士到現場指導，大家都給了很多建議。吳孟淇說：「台北市政府衛生局官員在審查前也多次前往德威探查，也提出一些建議與想法，但初審時還是不斷搖頭。」

原來設置標準是依據西醫醫院邏輯而訂，不完全符合牙醫口腔醫院。例如以西醫為標準的急診設施，需配備牙醫完全用不到的外科止血帶和夾板。

陳義聰記得，第一次審查時，他出示很多從日本考察拍回的相片，提出日本做法，但台北市衛生局同仁只能拿著舊法規審核，最終只能告訴他：「陳醫師，我們都了解你的苦心，但目前這個舊的設置基準必須先請中央修法，不然真的沒辦法。」

「那段日子很沮喪，大家一路跌跌撞撞走過來，審查單位建議需要完備什麼程序，我們就去做，每次覺得進行得很平順時，突然間又來一個你料想不到的波折。」吳孟淇以前是台北市牙醫師公會的主任，很熟悉公部門的作業流程，但是對於德威國際牙醫口腔醫院的建院行政流程不斷碰壁，曾讓她一度懷疑自己行不行。

面對一次次的難關和同仁的挫敗，身為掌舵者的陳義聰依然堅定樂觀。他沒有太多負面情緒，反而鼓勵夥伴：「遇到問題，我們就找出辦法解決。」

摸著石頭過河只能求助中央

於是，陳義聰走進了時任衛福部常務次長石崇良（現為中央健康保險署署長）的辦公室。

石崇良是陳義聰台南一中的學弟，兩人相識近二十年。德威國際牙醫口腔醫院籌建過程中，石崇良回憶：「我前前後後去了四次。」

石崇良很早就聽過陳義聰談起創建牙醫口腔醫院的理想，剛找到捷運港墘站這處地點時，陳義聰興匆匆地邀請他去現場參觀。當時石崇良是衛福部醫事司司長，他很欽佩學長的毅力和決心，也為建院有了進展而感到高興。

只是沒想到，德威卻遇上審查難關，這次陳義聰走入已升任衛福部常務次長的石崇良辦公室，用正式的人民陳情案，希望衛福部出面協助與協調，並爭取衛福部到德威國際牙醫口腔醫院實地了解是否符合設置標準。

石崇良同意支持，他認為三十年前訂定的牙醫醫院設置標準的確陳舊，而且是根據西醫綜合醫院的思維而定，不如直接前往現場會勘，了解問題點，再討論修正設置標準。

二〇二〇年二月，衛福部邀集健保署、心理及口腔健康司（現為心理健康司和口腔健康司）、財團法人醫院評鑑暨醫療品質策進會（以下簡稱醫策會）與台北市政府衛生局一起到德威國際牙醫口腔醫院，拿著設置基準，現場逐一比對討論。

「就在牙醫口腔醫院的會議室，由石次長主持，我們和中央、地方的衛生官員，一條一條討論修正舊法規，」回想那一次的現勘和討論，陳義聰很感動，也充滿謝意。

同年年底，衛福部發布新修正的《牙醫醫院設置基準》，公部門的善意與努力為德威帶來了曙光，之後再經過衛生局兩次審查，二〇二一年二月三日，德威國際牙醫口腔醫院終於取得了開業執照，再一次翻越了一座山頭。

再次從零開始的醫院評鑑

取得開業許可，正好是農曆新年前夕，吳孟淇回憶，那時德威同仁們士氣高昂，很期待過完春節假期就能正式開業，但沒想到，事情還沒完……

開業前最後一關是跟健保署簽約，成為全民健保特約醫院，依規定，醫院要先由衛福部委託醫策會評鑑通過，健保署才能核定該院是地區醫院、區域醫院或醫學中心，之後確認給付標準。

當吳孟淇準備向健保署遞案時，竟發現健保署從來沒評鑑過牙醫醫院，她詳細詢問該如何解決？要準備什麼？卻換來對方為難的回答：「我們也是第一次遇到牙醫醫院的定位問題，沒辦法確認該怎麼做。」

這讓德威團隊遲遲無法開業，期間衛生局還一度建議：「不然你們先看自費好了。」

但對陳義聰來說，沒有健保，就失去牙醫口腔醫院的意義。他認為創辦醫院這條路走了那麼多年，每一件事都是從零開始，都是史無前例，既然健保沒有評鑑過牙醫口腔醫院，德威就來做第一個。

於是，石崇良再次走進德威，他很清楚過去只有在評鑑綜合型西醫醫院時，才會評鑑到院內的牙科部門，且通常不會是重點項目。

「如果要把西醫醫院評鑑標準套用在德威，以牙醫口腔醫院的規格，多半無法符合，如果為了評鑑硬要增設，即使最後真的符合，但其實很多規定和設備都用不到，不太合理，」石崇良認為，政府是人民的公僕，面對醫療事業的難處，只要合情、合理、合法，就不能袖手旁觀。

衛福部願意出面訂定全新的牙醫口腔醫院評鑑基準，只不過，基準該怎麼訂？引發很多討論。

有為者亦若是

石崇良解釋，德威國際牙醫口腔醫院距離百分之百完美的狀況，確實還有一些距離，何不藉此機會，讓台灣牙醫發展往前邁進，讓社會大眾認同牙醫口腔醫院是可以走的方向，只要能先開始，就會往更好的地方邁進。

當時衛福部內部討論的主軸在於，到底「先求有」還是要「一步到位」？因為，如何定位牙醫口腔醫院，評鑑制度條文就會依據定位而設計。

他認為牙醫口腔醫院的基本標準，應包括要設置哪些專科？有什麼設備？以及對流程與品質的要求，例如醫院的管理、感染控制等規範與做法。

至於大型綜合醫院對於研究成果、論文數量、教職多寡等評鑑內容，在牙醫口腔醫院評鑑基準中，尚未訂到最高標準，所以先求有，讓台灣第一家牙醫口腔醫院順利誕生，才能讓更多業界觀摩，知道「有為者亦若是」，可以朝這個方向努力。石崇良說：「德威至少是個起點。」

二〇二一年四月中旬，健保署帶著新出爐的牙醫醫院評鑑基準到德威進行評鑑，五月十一日發出公文，正式認定德威國際牙醫口腔醫院為地區醫院，成為全民健保特約醫院。

回顧這段突破法令限制的艱辛過程，陳義聰感恩滿滿，臉上揚起笑意、十指緊握：「我真的很感謝這位台南一中的學弟。」

因為理解，所以願意攜手努力

他口中所說的學弟，就是石崇良。若是沒有石崇良帶著衛福部、健保署和台北市政府衛生局實際場勘、開會討論、協助突破法規限制，德威還不知道要跌跌撞撞多久。

他更慶幸在討論過程中，無論是地方或中央政府相關單位，逐漸了解牙醫口腔醫院對台灣牙醫發展的意義，進而願意支持及推動，這是人民之福。

石崇良笑著聊起當時的種種，記得每次開會協調時，陳義聰總說：「我們牙醫就是跟西醫不一樣，」一再據理力爭跟官員強調：「不能用西醫思維來看待牙醫發展。」讓現場與會人士都能感受到陳義聰著急與不平的情緒。

有幾次，石崇良勸陳義聰事緩則圓，但他很堅持該說的話一定要表達，要為牙醫界爭一口氣。看著老友奮戰不懈，石崇良也從陳義聰身上學到，要從另一個角度看待牙醫，換位思考，不要把西醫觀念套用在牙醫上，而是要看到兩者之間的差異性跟獨特性。

同時，身為資深公務員，石崇良也反思，推動牙醫口腔醫院的成立，提醒著他應該要對不同專業領域的發展，抱持著尊敬及願意理解的心情，他認真地說：「因為有許多專業人士在各自領域上的堅持，讓公部門的政策和思維能夠往前推進及成長，台灣社會才會有不斷進步的可能性。」

永不放棄的夢想者

眾多與陳義聰共同築夢的夥伴，抱持著提升台灣牙醫實力的使命感，給予德威支持，為台灣牙醫界打造不一樣的局面。

雖然建院之路艱辛顛簸，但追夢的途中，陳義聰還是有許多專業領域的同行者互相扶持，給予他滿滿的能量。

德威國際牙醫口腔醫院創院院長藍萬烘，是陳義聰第一位重要夥伴。台灣的醫療產業生態中，開業診所醫師和中大型醫院（地區醫院、區域醫院、醫學中心）醫師，往往分屬兩個不同的醫療人際圈。一般而言，各地醫師公會的成員多半來自診所醫師，公會理事長、幹部多由診所醫師出任。

陳義聰在擔任台北市牙醫師公會和全國聯合會理事長時，會務工作較常接觸開業的是診所醫師，但他只要一有機會遇到來自大學醫學院或大型醫院的教授和醫師，一樣會暢談理想，交換意見。

初識即相談甚歡

他回憶，二十多年前在全聯會理事長任內，受邀出席一場在廣州舉辦的牙醫論壇，台灣牙醫界同行的，只有時任台大牙醫系系主任藍萬烘。兩人原本並不熟，但在廣州共處幾天後，成了無話不談的朋友。

「我很厚臉皮，見人就談理想，對著藍教授也一直說不停，」陳義聰笑說，沒想到原來藍萬烘之前就聽過他在全聯會的演講，很認同他對牙醫體系的看法及產業經營的理念，也很支持創辦牙醫口腔醫院。

陳義聰表示，一般基層牙醫診所不太重視學術，德威雖然是從診所起家，但很重視教育訓練，需要來自學術界的養分。而藍萬烘在牙醫學界的資歷深、輩分高，他的支持和協助，帶來了全新的意義與力量。

藍萬烘在台大醫學院牙醫學系任教近四十年，曾擔任多年系主任與台大醫院牙科部主任，目前是台大名譽教授。他在認識陳義聰之前，早已知道德威是很不錯的連鎖牙醫體系，管理嚴謹，他曾獲邀赴德威講課，很欣賞德威對人才的培訓、對病人的態度。

「以前台大牙醫系學生畢業後，如果無法留在台大醫院當住院醫師，學生來問我未來方向時，我都會推薦他們去德威，」藍萬烘說。

而進一步和陳義聰深談後，藍萬烘更看見他對牙醫口腔醫院和牙醫跟國際接軌的使命和熱情，這也正是他心中埋藏了大半生的夢想。

「我的老師洪鈺卿教授，五十年前就認為台灣應該建立牙科專科，」藍萬烘說，洪鈺卿是台灣第一位赴美留學的牙科留學生，一九五八年回台進入台大醫學院牙醫學系任教，兩度出任系主任。他主張台灣由一位牙醫統包所有治療的現況並不完善，會造成「樣樣都懂，但樣樣不精」的情形，因此，牙科分科是洪鈺卿的理念。

恩師一生未竟心願

藍萬烘在台大醫院升等為主治醫師時，洪鈺卿是指導教授，一九七五年還協助他到東京醫科齒科大學進修，專攻根管治療。藍萬烘順利拿到日本醫師執照、取得博士學位回台後，便在台大醫院專心負責牙髓病科，而台大醫院牙科部也在洪鈺卿的推動下，建立分科觀念，十多年前已分為八項專科。

一九八八年末，洪鈺卿著手推動台北市政府衛生局成立牙科綜合醫院，以提升牙科醫療的質量，提供開業牙醫再教育，強化民眾的牙齒治療和預防保健觀念。這個構想獲得台北市政府衛生局支持，並多次邀集各家醫學中心開會討論，最後敲定新醫院的興建地點設在台北市信義計畫預定地。

但一如三十年後陳義聰所遭遇的阻力，當時設置牙科醫院的想法，遭到部分開業醫師和醫學中心的反對，擔心會搶走病人，甚至認為成立牙科醫院是疊床架屋、浪費公帑，後來全案胎死腹中。

「成立牙醫口腔醫院未果，是洪教授一生的遺憾，」藍萬烘一直珍藏著老師的回憶錄《馳騁醫界四十載》一書，泛黃書頁裡，詳細記載洪鈺卿為牙科醫院奮鬥的歷程。掩上書卷，藍萬烘喟嘆：「我等了很久，終於遇到一個人，可以完成老師的心願。」

牙科必須自立自強

因為共同的理想，藍萬烘成為陳義聰的重要盟友，最初擔任德威顧問，十多年前自台大醫院退休後，全力協助陳義聰建院，陪著他找土地、赴海外考察，也發揮來自學術界和醫學中心的專長，對德威建院的軟硬體規劃及醫師的教育訓練，提供很多協助。

「陳院長為牙醫爭一口氣的熱血，是我想幫他的另一個原因，」藍萬烘想了很久，說出心中另一個結：「我在牙醫學界幾十年，一直感覺牙醫被歧視，有這種想法的牙醫師不在少數，可是真正採取行動的人很少，唯獨陳院長非常有執行力和行動力。」

即使已是牙醫學界的資深大老，藍萬烘對外界看待牙醫的「歧視」眼光仍難掩不平。他認為，台灣牙醫發展至今，地位仍不如西醫，「所以牙科要獨立，不能被忽視，也不應該是西醫醫院裡面的一個小科。」

他不諱言地說，在台大牙醫學系教書也常有這種感覺，系上很多學生入學考試時，牙醫系多半不是第一志願，「常有學生一進來牙醫系，就想著要趕快轉到醫學系。」

而進入德威也帶給藍萬烘很多新的啟發。二十年前，他和陳義聰赴中國參訪，發現各大城市牙科醫院普及，讓他們非常震撼。藍萬烘觀察，台灣常自豪各種醫學技術上的成就與進步，但看著中國口腔醫院的專科分工細膩，規模完整，讓他不得不承認台灣在某些方面的確落後數十年。

藍萬烘說，在中國考察的經驗令他更加確定，唯有設立牙醫口腔醫院才能凸顯牙科的重要性，台灣牙醫界要自立自強，不要單方面希望藉由公部門或財團之力，設置牙醫口腔醫院，而是要用自己的力量開創出不一樣的局面。

他山之石，借鏡日本

如果說藍萬烘是陳義聰相知相惜、支持與陪伴的重要夥伴；那麼來自日本友人的協助與建議，則是一股讓陳義聰推動成立牙醫口腔醫院的關鍵力量。

二〇一八年年初，取得台北市政府衛生局的醫院設立許可之後，德威國際牙醫口腔醫院的藍圖正式開展。陳義聰帶著幹部到各國參訪牙醫口腔醫院，希望找出最適合台灣的規劃。

陳義聰長期關心國際口腔醫療體系發展，特別推崇日本的牙醫體系和制度，因為日本在一百多年前即重視齒科醫學教育，之後陸續設立齒科大學，密切結合教學與臨床經驗，許多齒科大學都配置高規格的附設齒科醫院。

在日本東京執業三十多年的牙醫師廣內世英，便是陳義聰重要的國際幫手，也是他實現夢想的重要貴人。

廣內世英的中文名為黃世英，北醫牙醫系第十三屆畢業，是比陳義聰大八屆的學長。他在一九八〇年赴日攻讀東京醫科齒科大學（簡稱東京醫齒大），隔年在日本通過國考，並取得牙醫執照和東京醫齒大的博士學位。

此後，廣內世英一面在東京開業看診，一面教學，在日本醫科學衛生福祉專門學校，一路從講師、教務部長、副校長，做到校長，目前是村上學園專門學校日本醫科學大學校的校長。

廣內世英回憶，年輕時剛到日本，看到東京醫齒大的齒科附設醫院非常震撼：「一整棟好幾層樓，裡面有很多不同的牙醫專科，我從來沒想過，原來牙科可以做到這種規模。」

除了在日本教學、開業，廣內世英取得博士學位後，也積極往來台、日之間，在北醫授課，向台灣牙醫界介紹日本牙醫制度和齒科教育內容。在他的推動與協助下，二〇〇一年北醫成立全國第一個口腔衛生學系。

廣內世英表示，不論在日本的醫界與學界，牙醫都與西醫平起平坐。以東京醫齒大與附設醫院來說，大學部的設立是先從齒科開始，是日本第一所國立齒科大學，後來再把東京大學的醫科併入，也就是「齒科為主，醫科為輔」，日本皇宮內的牙醫師都是從東京醫齒大畢業。

因此，東京醫齒大附設醫院的規模大，甚至和台灣的醫學中心不相上下，光是口腔外科就有六十張診療椅，一天有四到六台手術，還有專門口腔麻醉醫師，不像台灣中大型綜合醫院的牙科手術，由一般麻醉科醫師進行。

由於日本牙醫醫療制度完整嚴謹，讓廣內世英許願，要將此先進做法介紹至台灣。他的足跡遍布全台許多大專院校的牙醫相關科系，常回台出席牙醫界的論壇和研討會，或引介日本專家來台講學授課。每當台灣有牙醫師要赴日進行學術交流或進修專業課程時，廣內世英也一定全力協助安排，他是許多台灣牙醫師眼中非常尊敬的旅日前輩。

只不過，台灣牙科體系的發展至今仍比不上先進國家，一直是廣內世英的遺憾。有幾次他安排日本牙醫界專家來台，專家們驚訝於台灣竟沒有牙醫醫院。有次一位日本齒科醫院院長參訪某家醫學中心時，看到牙科只是院裡小小一科時，還訝異地說：「怎麼只有這樣一點點？」

來自日本牙醫界的支持

廣內世英的努力，很早就吸引陳義聰的關注。廣內世英至今記得，三十多年前的某一晚，突然收到一張陳義聰發來的傳真信函，內容很長，主要是詢問日本牙醫界的做法。

廣內世英不認識、也沒見過陳義聰，但從字裡行間，可以感受到他推動口腔醫學分科觀念的滿腔熱情，「看了讓我很驚訝，也很感動，」因此，廣內世英馬上回覆陳義聰，詳細說明日本齒科的臨床現況和教育制度。

至此之後十多年，只要廣內世英回台，陳義聰一定會當面向他請教，也會分享自己的夢想與抱負。看著學弟如此有衝勁，廣內世英決定全力協助，經常安排陳義聰到日本齒科大學和醫院參訪，甚至介紹認識日本重量級醫師、學者。

二〇一八年，廣內世英安排德威團隊參觀東京齒科大學千葉病院，該院是齒科醫院附設西醫，和台灣的綜合型醫院附設牙科的現況，恰好相反。

陳義聰對此很感興趣，認為未來德威國際牙醫口腔醫院也可以附設西醫科別，他也發現千葉病院設備先進，有些甚至台灣不容易取得。而千葉病院院長矢島安朝非常支持陳義聰的理想，也願意提供協助，不但帶著德威團隊參觀全院區，還鉅細靡遺介紹院內流程、儀器、診間配置等細節。

更讓陳義聰意外的是，回台灣三、四個月後，矢島安朝竟然為了德威自費來台，而且是到了台北才告訴陳義聰，此行專程為了德威國際牙醫口腔醫院建院一事而來，想到預定地去看看。

當時德威國際牙醫口腔醫院還在畫設計圖階段，在捷運港墘站一樓光禿禿的空間裡，矢島安朝拿著草圖，特別指導工作團隊各項細節，非常嚴謹又用心，讓陳義聰很感動。

一起當熱情的傻瓜

廣內世英也分享，多年前就曾引介矢島安朝來台進行植牙演講，當時便認識陳義聰，知道陳義聰想在台灣設立牙醫口腔醫院，但遭遇許多困境，矢島安朝不時關心籌設狀況，好幾次告訴廣內世英：「我要無條件支持陳義聰，一起當熱情的傻瓜。」

七十歲的矢島安朝是日本齒科醫學界的重量級學者，曾任東京齒科大學附設醫院院長，退休後是東京齒大的名譽教授、松本齒科大學特任教授，二〇二三年獲得日本齒科醫學會的會長大賞。

他數度來台訪問，對台灣牙醫界有著深厚情感，他回憶二〇一八年在一次研討會上，曾經和時任衛福部部長陳時中會談，得知台灣為了因應超高齡社會，十分關注日本的牙科醫療情況。這段話令矢島安朝印象深刻，很希望能為台灣牙醫界盡一份力。

喚起熱情分享經驗

後來得知陳義聰要設立牙醫口腔醫院，也激發了矢島安朝的熱情。「我發現陳時中部長擔憂台灣邁向高齡化的感受，跟陳院長試圖找出台灣牙醫體系未來方向的心情很相似，」矢島安朝說，他覺得日本醫界不能辜負台灣的期待，決心用自己的經驗，幫助德威國際牙醫口腔醫院和台灣的牙醫體系，持續往正確的方向前進。

他也分享，日本有二十九家齒科大學附設醫院和幾家個人經營的綜合牙醫醫院，這些牙科醫院的存在，讓病人可在同一個地方解決口腔顎面的所有問題，不需要再被轉到其他醫院。因此，他認為德威國際牙醫口腔醫院的成立，對台灣牙醫發展有很大的意義，更是病人的福祉。

發明電燈泡、留聲機等對世界產生及影響的發明家，同時也是創辦美國知名能源產品集團奇異公司的愛迪生曾經說過：「人生最偉大的成就，不是從來沒有失敗，而是在不斷失敗中，從未丟失追求夢想的勇氣。」

陳義聰在築夢踏實的過程中，即使遭遇失敗與挫折，這群在旅途中給予鼓勵、互相扶持的夥伴，給了他堅持永不放棄的勇氣，帶領他朝向目標，堅定前進。

堅定迎戰的實踐者

當醫院順利成為健保特約醫院後，卻迎來新冠肺炎疫情，面對三級警戒的衝擊與零星病人，陳義聰依舊堅持夢想到底。

二〇二一年五月，德威國際牙醫口腔醫院終於突破最後困境，成為健保特約醫院，醫院門口簇新的大招牌還閃閃發亮的時候，卻又蒙上了一層重重陰霾——暴發新冠肺炎疫情。

德威國際牙醫口腔醫院行政主任吳孟淇回憶，從二〇二〇年年底到二〇二一年，新冠肺炎疫情在全球各國肆虐，起初台灣只有零星病例，而當時德威團隊正全力為建院奔走忙碌。

「本來沒有想太多，沒想到健保合約才剛下來三天，台灣就發布三級警戒了，」翻著手上厚厚一疊各種公文及流程表，吳孟淇苦笑說著，之前的難關都可以透過協商、開會討論、公文往返等方式解決，唯獨疫情這一關，真的使不上力。

燒掉上千萬，也要爭口氣

二〇二一年五月十五日，台灣新增本土病例一八〇例，行政院臨時召開記者會，宣布台北都會區（台北市、新北市）提升疫情警戒至第三級，之後疫情如雪球般愈滾愈大，全台病例暴增，三級警戒期限數度延長，直到七月二十六日，才調降到二級警戒。

長達兩個多月，學校停課、全民戴口罩、減少外出、保持社交距離、減少群聚、餐飲限外帶，民眾就醫也盡量改採遠端視訊看診。

「那兩三個月，真的好冷清，」陳義聰說，從五月中旬到八月，他天天到醫院上班，醫護人員分流上班，但每天上門病人只有個位數，牙科又不能遠距視訊看診，他常對著空蕩蕩的醫院，在心裡偷偷嘆氣。

好幾次，他戴著口罩，站在光潔的落地窗前，看著門外人煙稀少的馬路和捷運站出入口，不斷思考著追逐了十多年的夢想終於實現，卻遭遇疫情，難道真的是自己運氣太差，要敗給一場百年大疫？

但是一轉念，回想起德威團隊已跨過重重難關都不曾被打敗，他鼓勵自己，這次依然不能被擊倒，一定要撐過去。

那時常有員工忍不住問他：「我們都沒有病人，院長會賠好多錢，怎麼看你都不緊張？」他總是淡定一笑，安慰大家不用擔心。他深知醫院新開，很多員工剛就任，對新醫院的未來沒有信心，一定會害怕撐不過，他必須沉著帶領大家度過非常時期。

在這三個月期間，陳義聰讓德威國際牙醫口腔醫院天天開門，員工薪水正常發放，不裁員、也不主動放無薪假，員工如果害怕不敢出門上班，可以選擇留職停薪。

疫情期間服務不鬆懈

吳孟淇回想，當時她天天到醫院上班，同事們都要穿全身防護衣、戴透明面罩和口罩，偶有零星病人看診，臨床醫師和助理更要全副武裝，「說不緊張是騙人的，但看到陳義聰都帶頭正常上班，營運一切正常，我們也不至於過於慌張，覺得必須要一起拚下去。」

陳義聰也帶著團隊換位思考，把疫情期間視為準備期拉長。醫師、牙助和放射師、藥師都認真盤點臨床所需要的設備和器材，行政人員加強準備表單、申報程序，把系統與流程建立起來，甚至做過多次模擬演練，希望在疫情後，提供病人最熟練完善的醫療服務。

隨著疫情趨緩，二〇二一年八月，病人開始增加，全月門診量已上升至五一八人次。因為團隊事前做足準備，病人一來很快就上手，德威國際牙醫口腔醫院的口碑快速傳開，十一月門診量再成長到八百人次以上，之後一路穩定上升，隔年三月已多達一二三七人次。

比對著每月門診人次的變化，吳孟淇笑著感嘆：「現在回頭看，那一年怎麼好像一場夢，但我們還是走過來了。」

走出疫情籠罩的惡夢，陳義聰很欣慰，雖然三個月賠了上千萬元，但他非撐過去不可，不只為了員工，也是面子問題。

因為陳義聰知道，如果真的倒下，所有的努力都將付諸流水，「我知道有些人冷眼旁觀，說我自不量力，想看第一家牙醫口腔醫院能撐多久？所以我一定要咬牙努力到底。這是男子漢的尊嚴，不能讓別人看笑話，就算大賠也要撐住。」幾分自嘲的口氣裡，藏著他一生要為牙醫爭一口氣的堅決。

如今，德威國際牙醫口腔醫院已經成立三年多，發展日益成熟，全院目前有十二大中心，分別是顳顎關節中心、矯正中心、口腔內科與感染及不明疼痛中心、顯微根管治療中心、植牙中心、精準睡眠呼吸中止治療中心、特殊需求專科中心、家庭牙醫科、口腔顎面外科治療中心、顎顏面中心、牙周治療中心、贋復補綴牙科治療中心，整合十一個牙醫專科，從設備到服務，軟硬實力兼具，為患者提供個人化精準醫療服務，全力建構優質牙醫品牌。

面對正反評論，虛心接受

陳義聰很關心病人的回饋與反映，因此跟上數位趨勢，推出線上客服，歡迎病人在Google評論上打分數和留下想法。截至二〇二四年八月，德威國際牙醫口腔醫院的評論已上千則，顯示的平均評分數高達四．七分，絕大多數的留言評論都是正向評論，例如：

「全程就醫歷程的感受都非常棒，大推！」

「可以面對面跟醫師談得很詳細，環境很好，分工很細，醫院很大。」
「療程結束至今已經半年多了，德威牙醫讓我不再害怕看牙，甚至想念起德威了。」
「設備新穎，醫師都很溫柔有耐心，每次來的體驗都很好，根管治療可以放鬆到睡著……」
還有病人寫下牙醫急診經驗：「小孩撞斷牙齒滿口是血，櫃台馬上安排醫師處理，並安撫過度驚嚇的媽媽，牙醫師為小孩縫合傷口時，小孩哭鬧嚴重，醫師仍專心完成傷口縫合……，櫃台小姐溫柔細心陪著我們，非常感謝。」
當然，Google評論也有病人提出感受不佳的看診經驗，但很快的，下面會有客服人員詳細說明和回覆，且絕大多數已先與病人電話連繫，必要時會致上歉意。
陳義聰解釋，當客訴出現時，客服人員馬上回覆，並有專責人員與病人對接，德威內部也會馬上跟被客訴的醫師溝通，醫師難免心裡不舒服，但他不會指責，而是強調難免會有病人不滿意的狀況，但這就是德威服務的一環，有過則改之，無則勉之，最後醫師都會釋懷。

陳義聰認為，牙醫口腔醫院是全新的醫療事業，一定要好好做，不能自大用高姿態面對病人，而是要用同理心對待病人，虛心接受病人的各種真心回應，「我們投入一流設備、人才和服務，換來病人肯定，這是最真實的回饋，讓我看見德威是有希望的。」滑開手機，看著一則則留言，以及四顆半以上的星星，陳義聰笑得格外開心，再次確認自己走了一條最正確的路。

牙醫為主，西醫為輔

就在德威國際牙醫口腔醫院站穩腳步的同時，陳義聰展開另一個夢想——成立西醫部門。

他解釋，台灣的綜合型醫院，一向以西醫為主，牙醫為輔，他希望打破傳統，讓德威能夠成為一家「牙醫為主，西醫為輔」的牙醫口腔醫院，給大眾全新的觀念。

二〇二三年底，德威牙醫口腔醫院新增了西醫科別，在醫院旁邊開設德威西醫診所和藥局，網羅西醫的家醫科、神經內科、婦產科、整形外科、內科和醫美醫師，每週看診五天半，讓德威國際牙醫口腔醫院再次躍進成為提供全方位醫療服務的醫院。

「這樣的翻轉，對我來講是很有意義。」站在西醫診所的新招牌下，陳義聰心中曾有的不平稍減，再次朝著新的夢想前進。

他有信心，未來的德威診所會再增加生力軍，擴大規模，壯大德威國際口腔醫療體系的品牌及版圖。

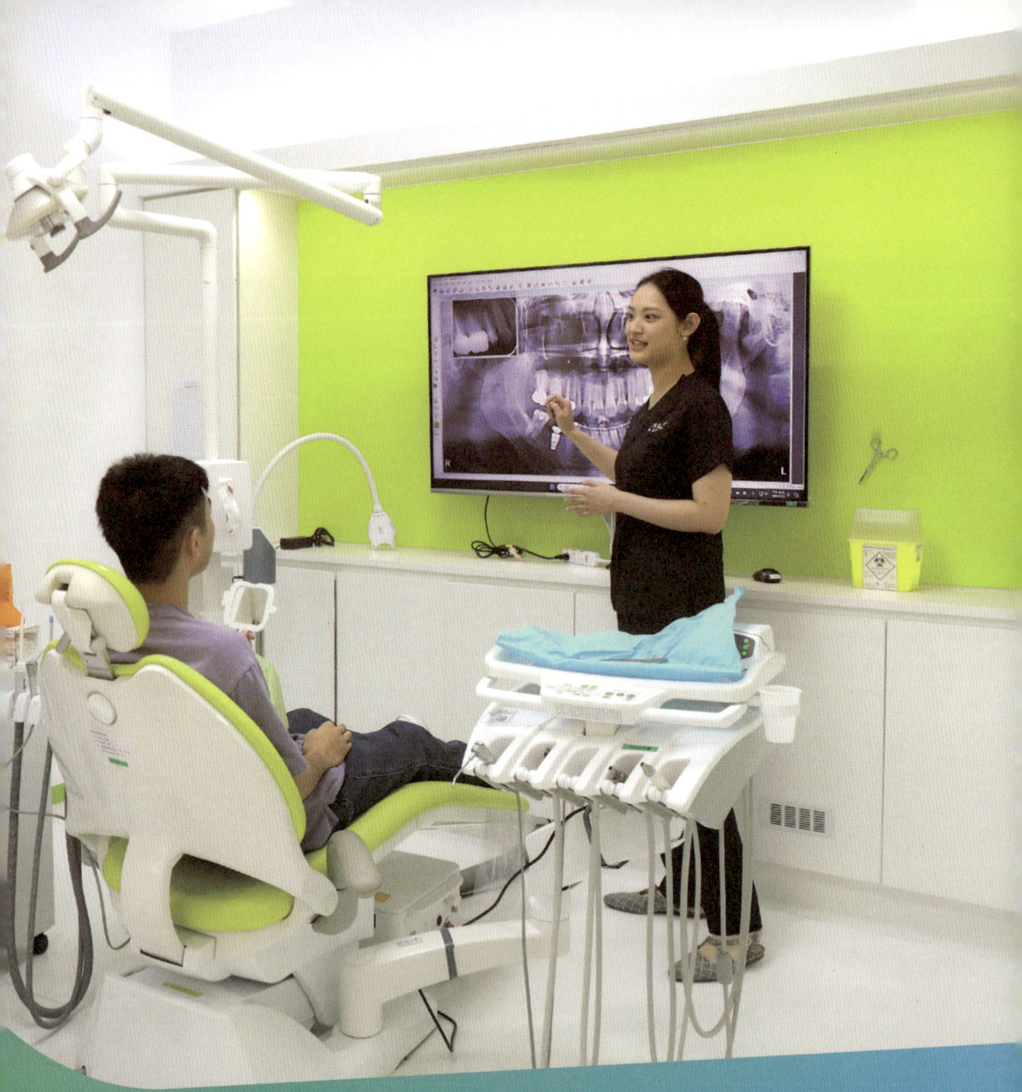

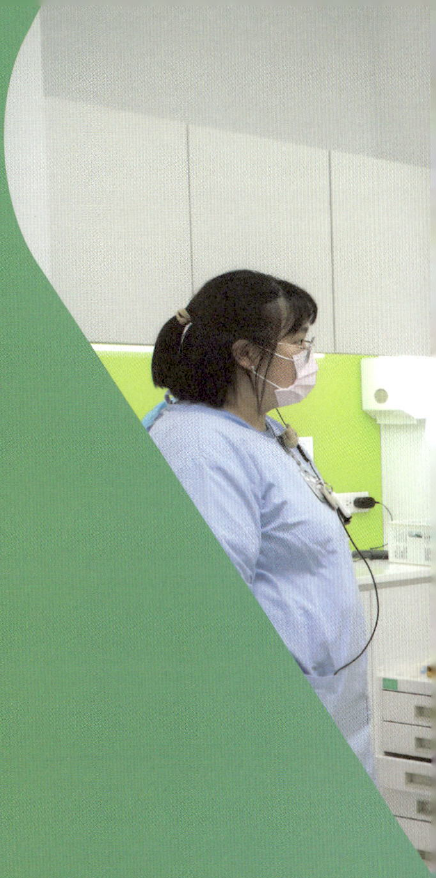

5

盟友

從結盟診所到牙醫口腔醫院，
在這條夢想路上，
有許多志同道合的同伴攜手前行，
一步一腳印，
成功建構德威國際口腔醫療體系。

擬定聯盟策略

與其單打獨鬥，不如聯合各地優質牙醫診所，成為德威的夥伴，共享教育訓練、課程交流、醫療諮詢等，一起提升醫療實力。

年輕時，陳義聰剛創業不久，景美、新店、板橋、中和診所陸續開業，生意很好，在忙碌的工作中，他始終保持著每天花三十分鐘思考的習慣。

也許是夜深人靜的書房，也許在獨自開車的駕駛座上，也可能是獨自找家小店喝杯咖啡。此時此刻，陳義聰會沉澱心情，讓複雜的思緒停頓下來，彷彿潛入深邃又清澈的海水裡，清楚看見前進方向，海面上灑落的陽光，也會為他照亮航道上的粼粼波光。

陳義聰思考的，不只是擴張事業版圖，還有牙醫產業的未來。他想做很多事，有很多夢想，每個夢想都很遠大，他常自問：「真的做得到嗎？」

不再單打獨鬥

無意間，他看到一句西洋諺語，正中心懷：「A dream you dream alone is a dream. A dream we dream together is a reality.」（一個人追夢，最終可能只是一場夢；但一群人一起追夢，就可以夢想成真。）

他反覆看著這兩句再簡單不過的英文，陳義聰的心驟然篤定，他要尋找志同道合的夥伴，一起追逐夢想，成就夢想。

「要找到志同道合的人並不容易，很多人聽聽就算了，甚至覺得我是瘋子，」想起年輕時碰過的壁，陳義聰回憶，當時他一遇到人便會「講夢話」，但多數人都一臉疑問，伴隨著一句「太難了吧」，又或者是不認同。有人認為規劃牙醫口腔醫院是政府的責任，或是財團才有的能力，小診所的院長哪來的財力？

陳義聰不死心，因他相信正確的事只要慢慢做，一定會成功，不必在意別人的眼光。而且讓他欣喜感動的是，夢想的路上，並不孤獨，即使沒有千軍萬馬隨行，卻總有關鍵夥伴，一個接一個加入，相挺相幫。

匯集優質診所，建構品牌形象

一九九〇年代前後，陳義聰逐步推動德威的品牌之路，思考如何在站穩腳步的同時，也將德威推上國際舞台。

「台灣太小，即使做到第一，企業也不一定能長久，」陳義聰長期觀察產業發展，同時勾勒德威國際口腔醫療體系的藍圖，認為除了要建置台灣第一家牙醫口腔醫院，也要藉由合縱連橫的優勢，逐步從台灣走進國際，品牌之路才能長久永續。

德威在雙北陸續設立四家診所後，陳義聰決心前進外縣市。那時他出任台北市牙醫師公會理事長，醫界人脈漸熟，深入了解各縣市牙醫界生態，最想知道當地口碑最佳、病人最多的牙醫診所是哪一家。

「這些NO.1就是我的目標，我要邀請他們成為德威結盟夥伴，」陳義聰的策略是以企業式聯合執業方式，爭取優質牙醫診所納入德威體系。成為結盟診所之後，還是可以保有獨立經營的模式，但以聯盟方式協力進行教育訓練、規劃發展策略及醫療諮詢管理，平時定期聚會，經驗交流、資源分享。

陳義聰發揮企業家不畏難的精神，卸去白袍下的驕矜，從醫師化身倡議者，主動上門遊說各地優質的牙醫診所結盟。

「即使遇到挫折、被拒絕，有什麼關係？」陳義聰說自己有厚臉皮性格，不怕失敗，而且試過總比不試好，不試就什麼都沒有。

而且陳義聰很清楚，唯有凝聚團隊力量，才能擴大牙醫影響力，集結更多資源，提升醫療品質，這種利他利己的事情，即使再辛苦也值得。

協助教育訓練提升專業

尋找聯盟夥伴之前，陳義聰先確定篩選條件。

首先，結盟診所必須和德威理念一致，重視人才教育訓練及服務品質，不願參加教育訓練、只以獲利為優先考量的診所，他完全不考慮。

德威結盟的第一個目標，是位在新竹市的明皓牙醫診所。

明皓牙醫診所院長黃明燦，從一九八〇年代起開業，診所業務和口碑皆佳，二十多年前投資上億元開設全新診所，打造星級飯店般的裝潢風格，更領先新竹醫界建立專科制，設有家庭牙醫、根管治療、兒童牙科、矯正專科，全院也採用頂尖醫療器材和設備，宛如一家小型綜合牙醫口腔醫院。明皓的經營策略，強調專科化治療方向，與陳義聰的理念吻合。

雖然陳義聰和黃明燦並不熟悉，但因兩人都畢業於北醫牙醫學系，他仍主動到新竹拜訪。「學長，我想結合各地優質的牙醫診所，一起打團體戰，打造台灣最大的牙醫聯合集團，明皓是我第一個目標，你如果為難或想拒絕也不要緊，我會再找第二名，」陳義聰一見面即說明來意。

沒想到，話聲甫落，黃明燦立刻爽快答應，他早已知道德威的經營策略，也聽說過陳義聰的理想和企圖心，「更重要的是，我很認同他的理念，透過結盟合作，一起推動牙科的進步，」黃明燦回想起那天的會面，記憶猶新地說：「雖然那時候和陳義聰不熟，但我們磁場相近，互相吸引，我也願意相信他。」

理念相投，讓明皓與德威展開二十多年的合作，其中尤以人才培訓最為重要。黃明燦說，牙醫師最需要精進專業技術，德威非常注重教育訓練，加上台北資源多，容易找到一流師資。明皓加入德威後，只要透過視訊，就可以和台北的德威教育中心一起上課。

他記得早期網路不穩，視訊上課不方便，德威會提供實況錄影，讓明皓的醫師完成課程。有時德威安排臨床實作課程，醫師也會前往台北上課。

透過服務傳達牙醫分科觀念

黃明燦和陳義聰另一個共同理念，是建立牙醫的優質服務文化。如同德威強調服務業精神，醫院要舒適潔淨、醫護人員親切有禮，明皓診所則進一步打造出精緻環境和服務，診所內部宛如藝廊，隨處可見藝術品陳列，醫護和接待人員笑容可掬。

「我們要打破大眾對牙醫醫療的刻板印象，讓看牙不再是痛苦的經驗，而是體貼的服務，」黃明燦說。

專業的專科治療，加上親切溫柔的服務，讓明皓牙醫診所在新竹累積了極高的評價。黃明燦自豪地說，明皓有著新竹首屈一指的根管治療中心，不時有各大醫院牙科部的病人轉來就診，還有很多家長非常信任明皓的兒童牙科，因為牙醫師總能安撫孩子，讓他們不至於在診療椅上嚎啕大哭。

黃明燦曾遇過一位三、四歲的小病人，因為嘴巴痛，不肯吃東西，哭鬧了兩天才帶來看牙醫，就診時父母和阿公阿嬤全都到場，好不容易在醫護人員的安撫下，才坐上診療椅。

治療時，小男孩一會兒開口大哭，一會兒緊閉雙唇，醫師必須趁著張嘴時趕快看牙，沒想到正當牙醫師抓緊機會看診時，竟發現小男孩的嘴巴裡有一顆眼珠，上面還有睫毛不停閃動……

原來，小男孩的上顎卡進了一顆玩具眼睛，可能誤食後黏在上顎，慢慢地竟被整個牙肉包覆住，造成上顎紅腫，但大人很難察覺。

「還好有兒童牙科，不然孩子可能會拖得更久更嚴重，」黃明燦說，當他為孩子取出「眼睛」完成治療後，小男孩的家長一再向他道謝，藉此也更加了解，牙醫專科化代表著多麼重要的意義。

共享軟硬體資源

即使在南投山區，也能看到德威牙醫診所的招牌，將醫療資源投注於偏鄉，成為當地居民的溫暖依靠。

陳義聰一向主張醫療資源不能只限於都市，因此德威的結盟體系策略，也需要擴及偏鄉，協助提升在地醫療品質和資源。因此，為了推動結盟，陳義聰打了通電話給北醫的同班同學——南投縣信義鄉同富牙醫診所院長王佑崑。「崑仔，我想拜託你一件事，但這事對你可能沒有什麼好處，」電話中，陳義聰分享推動德威結盟體系的初衷，也說明結盟診所每年要付一筆費用，陳義聰說：「其實山上病人根本多到看不完，我們提供的資源，你可能不一定有用，這樣你還願意加入嗎？」很意外地，電話那頭的王佑崑一口答應說：「這是好事，我們當然願意參加。」

從此不一樣

提起南投縣信義鄉，大多數人想到的是山高水遠的原住民部落、颱風橫掃後的土石流重災區，或者是生活不便、醫療資源貧瘠的偏遠鄉鎮。

「以前小孩如果牙痛，只能先拿草藥抹一抹，再騎很久很久的車，走很遠的路，到水里鎮上去看牙醫，但有了王醫師之後，一切都不一樣了……」這位原住民媽媽，站在信義鄉同富牙醫診所大門前，指著遠處的山路，一面比劃一面回憶，掩不住放心和輕鬆的眼神，讓人深深感受到同富牙醫診所對在地民眾的重要性。

同富是信義鄉唯一一間牙醫診所，綠底白字的招牌上，寫著英文字

Dentway，與遠在台北的德威國際牙醫口腔醫院一模一樣。

「這個在山裡執業的同班同學，讓我非常驕傲，」提起王佑崑，陳義聰連比了好幾次「讚」。他說王佑崑大學時代成績非常好，畢業後有機會在醫院任職，但三十歲不到便帶著太太走進信義鄉開業，再也不曾離開。

離不開山上的腳步

說起走進信義鄉的往事，王佑崑有點靦腆。年輕時原本在台中市開業的他，一九九〇年為一位家住信義鄉卻在台中工作的病人看診時，提到家鄉沒有牙醫，家人若患牙病時，必須要到三十公里外的水里鎮，才能就診。

王佑崑聽了很心疼，不久後便帶著藥學系畢業的妻子吳瓊芬到信義鄉開業。起初他們住台中，只有週間在山上看診，週末下山回台中，但慢慢地愈來愈走不開，週末常臨時有病人求診，加上熱情善良的原住民鄰居，經常大包小包送上自家農產，還會大老遠在路上揮手招呼：「王醫師！王太太！來家裡坐坐啊……」

在地居民對醫療的渴求與熱情，留住了王佑崑夫婦的腳步，定居在信義鄉，本想著等孩子上學之後再遷回山下，未料一九九六年賀伯颱風帶來超大豪雨，土石流重創信義鄉；一九九九年又發生九二一大地震，家園滿目瘡痍，使得王佑崑一家子不忍心拋下附近的居民離開。

走出同富牙醫診所外幾十公尺，就能看到三十年前暴發嚴重土石流的陳有蘭溪。吳瓊芬指著河堤說，賀伯颱風發生時，他們親眼看著土石流吞沒了附近居民的房子、車子，「即使台中家人一直叫我們回去，但是看到信義鄉變成這樣，我們實在走不開……」

同舟共濟的心情，再次留住王佑崑夫婦的腳步，而且這次一待就是三十五年。同富牙醫診所在信義鄉扎下深深的根，成為偏鄉居民堅實的依靠。

回憶起與德威的合作，吳瓊芬笑說，三十年前陳義聰創業不久後，曾到信義鄉辦員工旅遊，並到王家拜訪，當時還叨念王佑崑：「好好一個人才，為什麼要躲在山裡？」一度遊說王佑崑到台北一起經營德威的新診所。

把德威的力量帶上山

王佑崑堅持不去：「我要留在山裡，城市不缺我一個牙醫，但信義鄉只有我。」老同學對偏鄉的使命感讓陳義聰很感動，因此推動結盟診所時，優先想到王佑崑，思考著自己能幫同富診所、幫偏鄉醫療環境做些什麼。

同樣地，王佑崑也認為，與其下山成為德威診所的一員，不如把德威的力量帶到山上。他說，小診所原本資源就有限，偏鄉要爭取人才、精進專業更不容易，需要集團的協助輔導，「就像母雞帶小雞，才會長得比較好、比較快。」

吳瓊芬長年擔任王佑崑的牙醫助理，想得更遠，她告訴丈夫：「就算在這麼遠的地方，也絕不能原地踏步，不然對鄉親說不過去，未來技術和設備勢必要更新，德威可以幫我們。」

就這樣，同富牙醫診所的招牌上，多了Dentway標誌，每週王佑崑也透過視訊或錄影，與德威團隊在台北的教育訓練中心上課，學習牙醫新資訊，跟上各種新趨勢。

例如十幾年前植牙技術興起，各地牙醫師積極學習相關技術，王佑崑原本有點遲疑，也沒地方可學，但是透過德威牙醫體系，先上線上課程，再親赴台北練習實作，最後順利取得了植牙專科證照。

除了技術精進，在德威的協助下，同富牙醫診所的設備也緊緊跟上。十多年前王佑崑已購入雷射治療機，讓治療過程更精準快速且安全，還能減輕病人不適。吳瓊芬說，有一次其他牙醫診所的醫師來參觀同富，非常驚訝地說：「你們山上竟然有雷射設備。」

如今的同富牙醫診所，也與德威國際口腔醫療體系合作走向數位化，各種牙科數位化儀器一應俱全，例如最先進的口腔掃描機，病人做假牙時只需要先進行3D掃描，再把圖像連接到德威的牙技所，幾天後即可安裝。

「我們不能認為在偏鄉就可以原地踏步，除了專業技術之外，王醫師也希望同富能引進各種先進牙科設施，」吳瓊芬珍惜地看著眼前的儀器說：「這些都是王醫師的高級玩具，德威幫了很大的忙。」

陳義聰也不時會前往信義鄉探望王佑崑，「比起老同學的愛心，德威能幫的實在不算什麼，」他說，記得有一回在上山的路上，載他的計程車司機提起同富牙醫診所讚不絕口，直說信義鄉人人稱讚王醫師夫婦，因為他們不但從不收掛號費，就連半夜患者敲門，也一定親自下樓看診。

巡迴小學幫孩子看牙

此話所言不虛，信義鄉有十多所國小和附設幼兒園，其中約八所學校的小孩，幾乎都認識王佑崑醫師。每週一至週五，王佑崑上午會先在信義鄉衛生所看門診，中午忙完後匆匆吃過午餐，便開車前往各所小學，進行校園巡迴醫療，為孩子們檢查和治療牙齒。

「山裡的小孩，牙齒問題比較多，」王佑崑說，三十幾年前剛到信義鄉時，發現孩子們的蛀牙狀況十分嚴重，或許是因為醫療資源不足，加上家長工作忙碌或不在意，於是他主動和學校聯絡，願意免費義診。

起初沒有醫療車，王佑崑只能自備箱子，裝著器材搬上搬下，借用教室的角落看牙，後來乾脆直接改裝自己的廂型車，在車裡配置簡易診療椅，讓孩子上車看牙。

二〇〇一年起，衛福部推動偏鄉巡迴醫療，有了衛生和教育單位的協助，校方提供正式場地，王佑崑自掏腰包，在多所學校設置診療椅，利用中午時段帶著助理，輪流到全鄉八所小學幫孩子檢查和治療牙齒。同富牙醫診所會事先和學校討論，排定看診日，透過聯絡簿通知家長，讓小朋友帶著健保卡在學校看診。

「來，嘴巴打開……」一面低頭檢查牙齒，王佑崑一面輕聲鼓勵：「後面有一顆在搖了，要小心喔，吃完飯要記得刷牙，下次來就幫你裝牙套……」手邊一大盒乳牙牙套，小小一顆不銹鋼材質，發出閃閃光芒，那是陳義聰送給同富牙醫診所的小禮物。

布農族小男孩坐在診療椅上，轉動著烏黑的大眼睛，安靜不敢亂動，直到看完診走下椅子，接過助理阿姨送的小貼紙，才笑咪咪地跟老師說：「不會痛。」

看見笑容，再辛苦也值得

望著孩子離去的背影，王佑崑微笑說：「小孩子天真可愛，給他們看診很開心，以後我退休了，大人可以不看，但小孩子要繼續看。」二、三十年來的校園巡迴醫療，王佑崑看著一代代孩子長大，牙齒問題慢慢減少，是做為偏鄉醫師一股很大的動力與成就感。

有時，寒暑假期間沒到學校看診，王佑崑還會很想念小朋友。有一回開著車經過學校門口，一群在校園裡玩的孩子認出他的車，追上來打招呼，大喊著：「王醫師！王醫師！」那一刻，他非常感動，在心裡默默告訴自己：「這幾年的辛苦都沒有白費，一切都很值得。」

近幾年，王佑崑可以多花點時間走進校園，主要是因為同富牙醫診所多了一位牙醫師，能留在診所幫民眾看診，那是他的小兒子王駿凱，信義鄉居民口中的「小王醫師」。

而這背後的助力，也是來自德威，讓小王醫師可以留在山上，一邊跟著父親學習，一邊為鄉民看診，同時接受教育訓練，成為PGY牙醫師。

所謂牙醫PGY制度，類似西醫住院醫師制度。二〇一〇年，衛生署（現改制為衛福部）核定「二年期牙醫學系畢業後一般醫學訓練」（Post-

Graduate Year Training），由合格的ＰＧＹ牙醫訓練機構，為已完成牙醫學系六年基礎學習的實習醫師提供訓練，內容包括專業課程與臨床跟診兩大面向。

ＰＧＹ訓練可說是年輕牙醫師銜接學校和職場間的必經過程，為了爭取年輕醫師加入，許多牙醫診所積極成為ＰＧＹ診所，讓醫師受訓完成後能留任。但前提是院所要經過評鑑，取得ＰＧＹ訓練機構的資格，其次是要有年輕醫師願意到該院所接受ＰＧＹ訓練。

成為ＰＧＹ診所留住人才

對遠在山區的同富牙醫診所來說，這兩個前提都很不容易達成，可是偏鄉診所急需年輕新血加入，卻面臨找不到人的困境，遠在山上的診所資訊不足、資源有限，如何才能成為合格的ＰＧＹ訓練機構？

所幸，成為德威的結盟診所之後，這兩大關卡不再是難題。

二〇二二年，透過德威的輔導和協助行政申請，同富牙醫診所達成ＰＧＹ訓練診所標準，經評鑑合格，正式招收王駿凱成為ＰＧＹ醫師，讓同富牙醫診所終於有了生力軍的加入。王駿凱是王佑崑的小兒子，牙醫系畢業，從小到大看著父母為偏鄉醫療奉獻的身影，深深影響著他。

王佑崑說，ＰＧＹ評鑑標準很高，同富能成為ＰＧＹ訓練機構，代表著診所的素質獲得肯定，而這一切若沒有德威帶著往前走，同富很難完成這個目標。這樣一來，兒子有意願留在偏鄉，不需要遠赴外地接受ＰＧＹ訓練。

目前，同富診所的ＰＧＹ訓練內容包括課程和臨床，前者由德威安排規劃，王駿凱可以透過視訊，與德威體系全台二十多位ＰＧＹ醫師一同上課，臨床上則有王佑崑直接指導。

「爸爸的一身武藝，都可以傳給兒子，」吳瓊芬笑著說，其實傳下去的不只是牙醫專業，更有對信義鄉的熱愛，以及對偏鄉醫療的使命。

守護健康的最佳後盾

德威的版圖拓展至花蓮與台東，致力提升在地醫療品質，更協助將優秀牙醫師人才留在東台灣。

偏鄉醫療人力不足，是台灣醫療體系無解的難題。根據衛福部截至二〇二二年的統計，全台執業牙醫師有一萬六千多人，全國約有八成的牙醫集中在六都。

以牙醫密度來說，台北市每一千名人口即有一．三九位牙醫師可提供服務，相較之下，花蓮只有〇．四四位，台東只有〇．三三位，多數年輕牙醫師寧願留在台北和眾多同業競爭，也沒有意願走進東部後山。

位於花蓮的林肯牙醫診所，十幾年前也曾為了人才難覓而苦惱。當時院長林易超正準備開業，想網羅年輕醫師加入團隊，卻不斷碰壁，直到朋友介紹他：「台北有個德威牙醫在推動結盟，發展得很不錯。」林易超便鼓起勇氣打電話給素昧平生的陳義聰，很快換來熱情的回應。

影響診所發展的重要決定

陳義聰說，或許是結盟體系發展有成，近年來常有牙醫診所慕名而來要求加入，但德威秉持嚴格挑選的初衷，除了負責醫師的醫德、技術要夠好，診所也要有一定規模，醫療品質在水準之上，才能加入德威團隊。

為了讓德威的版圖延伸到東台灣，接到電話的陳義聰，專程前往花蓮與林易超見面，兩個人因理念相近而相談甚歡，都很關心台灣牙醫體系的長遠發展，也高度重視人才培育。陳義聰還協助林易超規劃診所設施，強烈建議他為了花東醫療的長遠著想，一定要導入ＰＧＹ制度。

協助結盟院所通過ＰＧＹ評鑑

「ＰＧＹ診所？我們怎麼可能做到？」林易超第一時間的反應是不可能，因為ＰＧＹ訓練機構門檻很高，接受衛福部評鑑更是一大挑戰，一個東部小診所哪有可能？由於陳義聰大力支持與鼓勵，說服林易超唯有如此才能爭取年輕醫師加入，而德威也會全力幫忙林肯診所通過ＰＧＹ評鑑及之後的教育訓練課程，讓花蓮不再是口腔醫療的荒原。

陳義聰的承諾讓林易超有勇氣一試，朝著ＰＧＹ之路邁進。雖然過程辛苦，投資也大，但林易超發現評鑑其實是一股幫助診所提升的力量，他說：「因為評鑑項目樣樣都是高標準，會推著我們往前走。」

很快地，林肯診所通過評鑑，有了重量級的官方認證，對診所發展無疑是一大助力。這讓林易超不禁開始思考，如果林肯只甘於做一家普通小型診所，不投入PGY，就不會有人來評鑑，正如早期醫師開業幾十年，不做教育訓練、不更新設備，就會永遠停滯不前，甚至被時代淘汰。

如今，醫策會每年會定期前往林肯診所進行評鑑，約談院長和PGY醫師，檢查各項軟硬體設備，「等於是年度大考，壓力很大，」林易超說陳義聰很關心結盟診所的PGY評鑑，好幾次特別前往花蓮幫林肯診所進行「考前衝刺」，一旦評鑑過關，陳義聰更是笑得比任何人都開心。

德威也會為結盟院所安排PGY教育訓練課程，林易超說：「東部訓練資源有限，林肯的PGY醫師可以透過視訊接受教育訓練，非常方便。」德威設有LINE群組，由台北行政團隊統籌安排PGY醫師的學習計畫，每週兩次通知全台各結盟診所的PGY醫師上課時間與內容，林肯診所這端只要把視訊教室的電腦打開就好，而且PGY醫師課後該交的作業和報告，也全都由德威一併處理。

截至二〇二四年，全花蓮只有兩家牙醫診所提供PGY訓練，林肯是其中規模較大、PGY醫師數較多的一家，十三年來陸續招收到五位PGY醫師。這數字聽來不多，但對林易超來說，是以前想都不敢想的成果。

隨著德威體系一起成長

「PGY醫師就像一張白紙，慢慢教就會慢慢習慣這個地方，產生向心力，也增加留下來的機會。」這一切的發展讓林易超既驚又喜。

當然，也有人在林肯受訓結束後，做了一陣子便離職去自行開業，或回家接班，曾有朋友關心林易超：「你都在幫別人訓練醫師，不會不划算嗎？」他總是笑笑說沒有關係，「有，總比沒有好，至少我們讓人才留在花蓮。」

相較於十多年前草創時期的一人診所，現在林肯牙醫診所已有七位醫師，還設置了家庭牙醫、植牙、矯正和特殊需求等專科，兩層樓兩百坪空間共有十四張診療椅，備有先進的口腔掃描機、斷層掃描機等，成為花蓮規模數一數二的數位型牙醫診所。

林易超說：「林肯牙醫診所的成長，也代表我個人行醫生涯的成長，很大部分來自德威的力量。」

林易超是中部人，年輕時在彰化開業，二〇〇五年舉家搬到花蓮。十三年前開設林肯牙醫診所時，原本打算和以前一樣走傳統小診所路線，沒想到礙於找不到人才，後來因緣際會加入德威，才推著林肯牙醫診所一步步前進，逐漸蛻變為數位化的尖端牙科。

診所內的數位化技術和設備，多數來自德威國際口腔醫療體系的協助和資源。林易超表示，每個月定期參加結盟會議時，有機會認識各地結盟診所院長，聽大家分享經營理念和最新專業資訊，十分有收穫。

此外，德威會鼓勵大家更新設備，朝向先進牙醫診所的目標邁進。例如德威協助林肯採購口腔掃描機，甚至請專人訓練助理使用該儀器，並提供網路寬頻、電腦硬碟備份的技術升級等諮詢服務。

林易超也在德威各種專業課程中，學到關於材料、技術、觀念等新資訊，不斷增進軟實力，「其實學得愈多，愈覺得自己不足，尤其是牙醫領域發展快速，每天都有新知識誕生，幸好加入德威這個大平台，讓林肯的醫師們可以獲取新資源，加快成長的腳步。」

他也分享有一年不小心跌倒，右手指嚴重骨折無法看診，當時林肯牙醫診所的規模很小，只有他一位醫師，陳義聰知道後，馬上從台北的四家診所，派十多位PGY醫師，輪流到花蓮林肯牙醫診所支援看診。在他有需要的時候，德威成為有力的後援，而且整整一年多時間，讓他十分感動。

到宅醫療為弱勢服務

結盟德威國際口腔醫療體系後，林肯診所的業績逐年成長，也讓林易超有能力深入花蓮，做更多想做的事。

林易超童年罹患小兒痲痺，左腿不良於行，從小依靠拐杖走路，因此他格外關心身心障礙和貧困弱勢族群。年輕時，經常到海外義診，足跡遍布尼泊爾、青海、外蒙、印度和肯亞，林易超深信，從醫是他一生的使命，要為最底層的人群提供醫療服務。

定居花蓮後，林易超無意間接觸了專門收容養護身心障礙兒童的黎明教養院，發現院生看牙極為困難，一個孩子出門看牙要出動三位老師陪同，以致孩子們罹患牙周病和蛀牙的情形非常嚴重。

於是，林易超結合幾位志同道合的牙醫，募款為黎明教養院設置院內診療室，每週固定為孩子們看診，如今院內許多孩子都已認得他，只要看到林易超來都知道：「林醫師來了，要乖乖打開嘴巴……」

偶爾會有重度智能障礙的孩子，激烈抗拒看牙，不但拚命扭動身體反抗，還會出手朝林易超臉上揮拳；他也遇過猝不及防的口水攻擊，被噴得滿臉都是。最慘的一次，是林易超手指突然被狠狠咬一口，看著手上齒痕，他只是苦笑一下，隨即跟助理和教保員說：「沒關係，我們繼續看。」

二〇一七年，林易超又一肩挑起花蓮全縣的牙醫到宅醫療服務，每個月抽出三、四天，帶著護理師和牙醫助理，拄著拐杖、背起近四十公斤重的醫療器材，深入偏鄉，為長年臥床的病人看牙。

走進偏鄉給予希望

七年來，林易超深入花蓮鄉鎮，連偏遠原住民部落也有他的足跡。因病患多半是重度失能者和老人，也有長年昏迷的植物人，患者的口腔狀況很糟，治療十分費力，加上沒有專業診療椅，左腳不便的林易超要歪著身體、或彎腰或半蹲為病人看牙，往往看完一個，他已經累得滿頭汗，全身痠痛。

還有一次，林易超背著醫療器材趕往病人家中，走在崎嶇小路上時，左腿的舊式支架竟突然不堪負荷斷裂，當場摔倒在地，左腳小腿骨裂，痛不欲生。但他不因此放棄到宅醫療服務，反而改裝上最新款的防折支架，等骨裂康復後繼續向病家前進。

「比起病患家人的辛苦，我做的根本不算什麼，」林易超七年來走進兩百多位病人的家庭，看過太多失能者家屬無助卻又堅強的身影。

他特別難忘有一位植物人「阿明」的妻子，每次團隊幫阿明看完牙齒時，總會看見太太口腔上排牙齒已搖搖欲墜，可見照護責任已經壓得她喘不過氣，根本無暇照顧自己。

「主啊，我們懇求你來醫治我們的弟兄，把他捧在你的手心，也求你賜下恩典和力量，讓這個家庭在患難中相親相愛……」每次看診結束，林易超會帶著護理人員和家屬，圍在病床邊禱告，為病人、為家屬送上祝福。只要他還有能力，就會繼續讓花蓮人享有好的牙科醫療服務。

走出台灣，邁向國際

因具有良好醫療品質，讓德威的規模快速成長，在台灣已有三十多家結盟診所，並跨足海外，走向世界。

二〇二四年二月，陳義聰帶著德威國際口腔醫療體系的多位幹部遠赴馬來西亞，為設在吉隆坡的德威牙醫診所開幕做準備，這是德威走向國際的重要里程碑。

提起在馬來西亞開設德威牙醫診所的緣分，陳義聰笑說：「一開始很意外，也有一點天真。」

由於經營德威牙醫診所有成，再加上個性慷慨熱心，陳義聰年年負責主辦北醫牙醫系的同學會。幾年前，一位馬來西亞同學陳榮洲在聚會結束後，突然跟他說：「義聰，我們來開一家全馬來西亞最大的牙科好不好？」

經營版圖跨足東南亞

陳榮洲是馬來西亞僑生，大學畢業後沒有當牙醫師，而是在馬來西亞做人力仲介、建築和房地產生意，展現出色經營能力，並被冊封為拿督。

面對老同學的提議，陳義聰順口說好，但其實沒有認真看待，心想：「你沒有走牙醫師這條路，怎麼找我合作開診所？還要做馬來西亞最大的？不過是一時興起，隨口說說吧？」

陳榮洲離台後，陳義聰很快就忘了這件事，沒想到三、四個月之後，陳榮洲突然打電話來：「義聰，你要趕快準備好喔，我房子已蓋好了，等你來開診所。」

「我嚇一大跳，這才知道，原來他是在玩真的，」陳義聰事後回憶，連自己都覺得好笑，原來遠在海外的同學竟然是說真的。

他只好帶著德威幹部去了趟吉隆坡，讓人意外的是，陳榮洲選點位置非常好，就在吉隆坡市中心。

陳義聰到當地考察後發現，馬來西亞的牙醫專業水準和院所軟硬體設備，大約落後台灣六、七年，陳榮洲建議，德威如果要拓展海外市場，馬來西亞是很值得一試的地方。

有了同學的鼓勵和幫忙，德威啟動了前進馬來西亞的腳步，很快完成診所裝修和人力招募，幾個月後正式開設全馬來西亞最大的私人牙醫診所Kuala Lumpur International Dental Center（簡稱KLIDC），全院有九張診療椅，還有馬來西亞少見的牙科專用ＣＴ等先進儀器。

陳義聰也發現，馬來西亞的牙醫學系很少，更缺牙醫進修資源，德威於是在KLIDC開辦教育訓練課程，成為馬來西亞唯一一家可以提供教育訓練的牙醫診所。

找到對的人，轉虧為盈

這是陳義聰第一次海外創業，一開始即遭遇了很多困難。

首先是人才不足，當地的牙醫系畢業學生很少，不但牙醫師不好找，加上台馬的文化、民情和做法不同，要找到適合的診所管理人更難。

其次是KLIDC設備先進又新穎，當地民眾以為看診很貴，不敢上門，以致門診業務量偏低，開業的頭三年，始終處於虧損狀態。

陳義聰再度發揮不服輸、不放棄的精神，尋尋覓覓，找到一位曾在台灣執業五年的馬來西亞華僑牙醫師，熟悉台灣牙醫業的做法和文化。經過培訓後，由他出任KLIDC院長，把台灣的德威服務模式和經營管理做法帶回馬來西亞。很快地，KLIDC的業績有了起色，加上病人之間口耳相傳，KLIDC在吉隆坡建立起好口碑，業務蒸蒸日上，第四年即達成損益平衡。

如今，KLIDC每天已排滿預約看診的病人，診療椅增加到十一張，德威在新冠疫情趨緩的這兩年，又再度前往馬來西亞合作或投資。

「海外開業的風險不小，但我不怕，」陳義聰說，主要是因為使命感，牙醫診所很多人都可以開，但他想做更多不一樣、更有意義的事，不只看診治病，而是為了馬來西亞牙醫教育做出貢獻。

他也坦言，起初前進馬來西亞是有一點天真和大膽，後來確實感受到海外創業比台灣艱辛之處，但他始終樂觀相信，只要是對的事，找對人、用對方法，堅持下去一定會成功。

美日盟友加入，拓展世界版圖

與陳義聰相交多年的廣內世英，是德威在海外的另一位重要盟友。

廣內世英旅日超過四十年，投入牙醫教學，也主持兩家牙醫診所，他和陳義聰對牙醫體系的制度、教育與服務模式，理念一致，兩人常互相交流，同時觀摩彼此的牙醫診所。

陳義聰非常敬重這位大他八屆的學長，而廣內世英在東京開設的廣內齒科櫻台診所、大山診所不但頗具規模，而且專業嚴謹，十多年前便加入德威聯盟體系。

自台日診所結盟以來，也常分享彼此強項，互相學習。例如日本植牙不普遍，因此技術也不如台灣，廣內齒科的醫師以及村上學園專門學校日本醫科學大學校的學生，會不定期到台北德威來學習技術。

此外，陳義聰的北醫同學簡正峰在美國加州開設CHIEN&LI DENTAL CLINIC，也在陳義聰的力邀下與德威結盟，雙方互相提供教育訓練課程和技術交流。

陳義聰強調，除了馬來西亞、日本和美國，德威將續繼推動海外結盟和醫療國際化，分享牙醫最新技術、觀念與治療方法，強強聯手，提供病人更完整先進的治療服務，也讓德威的結盟版圖延伸到世界各地。

職業、志業、事業三業一體

推動結盟至今，德威國際口腔醫療體系的海內外結盟院所近四十家，德威總部定期提供行銷、教育訓練、共同採購等協助，結盟診所醫師和主管則每季聚會，觀摩技術、交流經驗，討論經營成長的策略，以及醫界公共政策。

從單打獨鬥走向團隊合作，陳義聰雖然欣喜但並不驕傲。陳義聰認為，即便已經有很多盟友加入德威行列，還是有許多人尚未認同德威的理念，「我還不夠努力，還得再多加把勁，多做一些事情。」

陳義聰也常跟德威團隊分享職業、志業、事業要「三業一體」的理念。

他解釋，牙醫師是一種職業；當醫師的過程可以幫助別人，就是一種志業；但更好的方式是讓牙醫經營成為事業，帶動職業和志業更茁壯，去影響更多人、幫助更多人。

因此，他要把這套模式推動到全世界，讓更多患者受惠，真正享有醫師以志業為出發點的醫療服務。

陳義聰覺得自己很幸運，可以找到志同道合的人一起努力，從一家只有五張診療椅的小診所，到成立台灣第一家牙醫口腔醫院，再到包含國內外近四十家診所的結盟體系，一起去追逐夢想、實現夢想，真正落實三業一體。

堅定信念與勇氣，換來相挺

而在夥伴們的眼中，之所以願意與陳義聰同行，關鍵來自他堅決信念與勇氣，以及慷慨無私的性格。

廣內世英長年來回台日之間，每次回台一定會和陳義聰見面聊一聊。他看著德威國際牙醫口腔醫院從構想開始，一步步實踐，聽著陳義聰分享醫院籌建進度與發展，遭遇到的阻力與困境，即使再累再難，都不曾從陳義聰口中，聽出一絲一毫想放棄的念頭。好幾次廣內世英擔心牙醫口腔醫院支出龐大，收費又沒有比較高，這樣下去能撐得住嗎？

但陳義聰總說：「該花就要花，我們要先提高水準，才能建立病人的信心，了解牙醫口腔醫院的意義與獨特性。」這想法讓廣內世英深受感動，更願意從不同面向提供協助。他深知，德威未來還有很長的路要走，陳義聰一定會再突破創新。

健保署署長石崇良提起陳義聰也說：「他是牙醫界的先鋒，和一般牙醫師不一樣，德威國際牙醫口腔醫院更是和傳統牙醫不一樣，」因此，他很慶幸在推動過程中，自己曾盡一份心力，畢竟以一人之力推動台灣第一家牙醫口腔醫院並不容易，「站在政府的立場上，應該要鼓勵並協助。」

陪著陳義聰一手打造德威國際牙醫口腔醫院的藍萬烘則認為，陳義聰慷慨、大器、有遠見，是德威持續茁壯的關鍵，也是愈來愈多人願意加入德威的原因。他記得牙醫口腔醫院籌備期間，陳義聰大手筆購置先進儀器，連住院病房和開刀房也比照台大醫院的規格，一度讓他忍不住勸告：「醫院才起步，何必投資如此龐大？」

但陳義聰堅持要做就要做到好，而且要一次到位，他認為醫院是長期事業，以病人需要為優先，不能指望馬上回本，「那是一種氣魄和格局，值得我們與他共事，」藍萬烘說。

當一隻仁慈的獅子

香港首富李嘉誠是陳義聰景仰的企業家，推崇其經營理念與處世哲學。在李嘉誠傳記中，有兩句話影響他很深，第一是「不要隨便得罪人」，第二是「要做仁慈的獅子」，意即要成為強大有能力的獅子，但待人要謙虛和善，不驕傲、不囂張。

這兩句話成為陳義聰的核心理念，常告訴員工要努力精進，同時謙遜地聆聽外界聲音和病人的反饋。

陳義聰說，創業以來每天非常忙碌，所以他養成一個面對事情會先思考：「這件事是不是人生重要的事」的習慣，如果答案是否定的，就不必計較，後來慢慢發現，值得計較的事真不多。

追夢之旅有貴人相助

或許正因如此，陳義聰不計較，就避免衝突和爭執，慷慨寬厚的性格，不知不覺中吸引了很多特質一樣的夥伴，願意靠近他，成為他的好朋友。

就像陳榮洲，早在找陳義聰赴吉隆坡開業前，就已默默觀察他多年，曾問他為什麼年年願意出錢出力舉辦同學會。陳義聰笑說：「我也沒想過，就是自然而然想做，反正有能力出就出，不用計較啊。」

又譬如德威剛找到牙醫口腔醫院的建院地點，向台北市政府提出申請，參與審查會時，出席的醫界代表，包括護理、中醫、西醫、牙醫各領域，因為長年與陳義聰接觸，了解其為人與理念，表決時也都一致投下贊成的一票。

再例如醫院開始動工，工程設計非常複雜，由於陳義聰長年投入「六師聯誼會」（由醫師、中醫師、牙醫師、會計師公會全國聯合會、全國建築師公會暨全國律師聯合會合組），促使台北市建築師公會出面協助，組成建築師團隊全力幫德威規劃。

從海外到台灣，從學界到官方，陳義聰一一細數每一位曾幫助德威的朋友，以及加入德威的夥伴，謙虛地說自己生命中遇到許多貴人。「每個人都有夢想，德威做的夢很大，需要眾人之力牽成，」陳義聰認為自己何其有幸，造夢的路上始終有人相伴，讓他相信自己走在一條正確的道路上，即使未來還有更多挑戰，德威團隊都將跨越艱難險阻，迎向陽光。

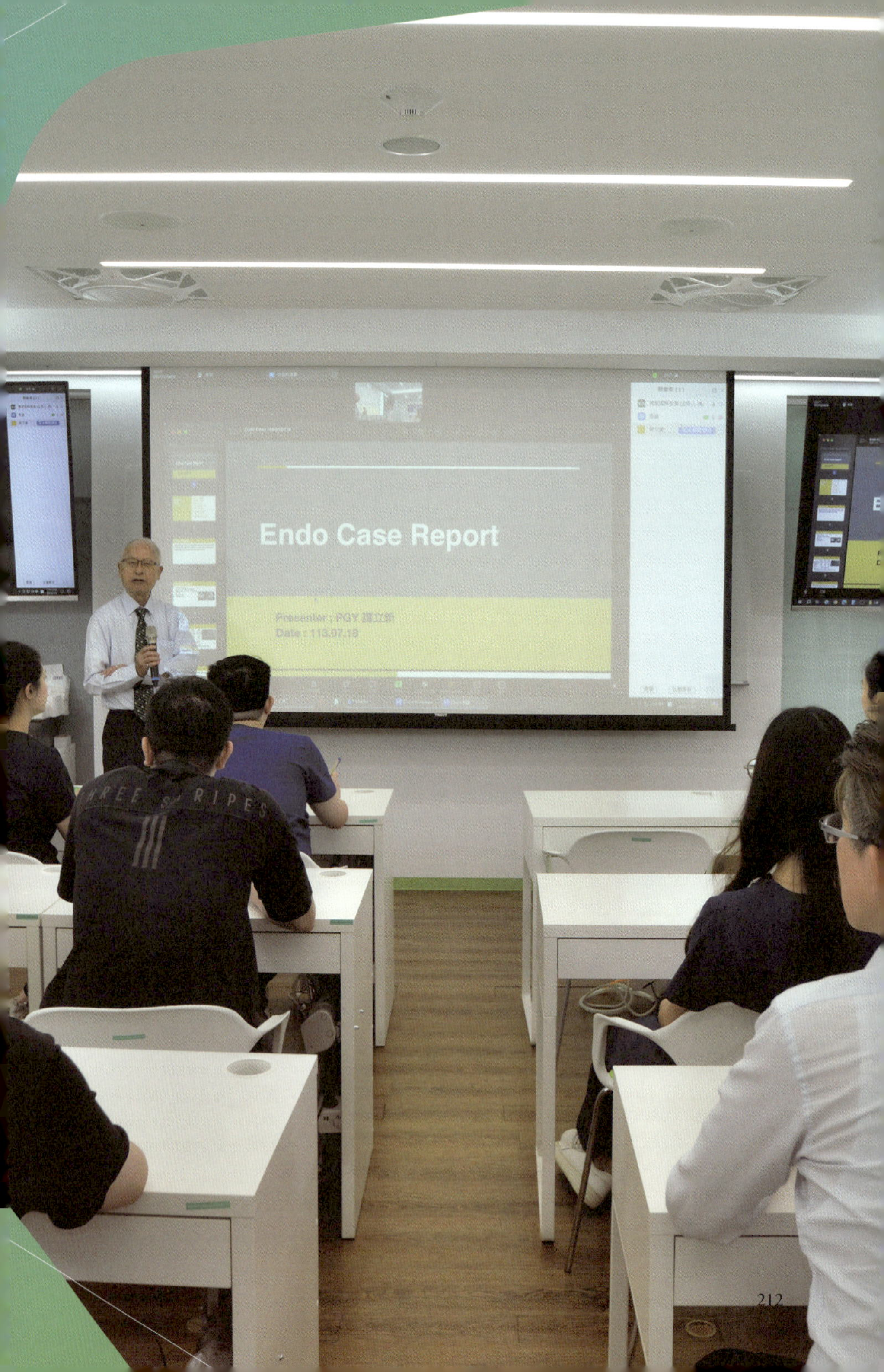
Endo Case Report
Date : 113.07.18

6

傳承

德威牙醫診所從創立起，
即致力推動教育訓練，
鼓勵醫師與同仁吸收最新資訊，
接軌國際趨勢，
不斷提升醫療與研究實力。

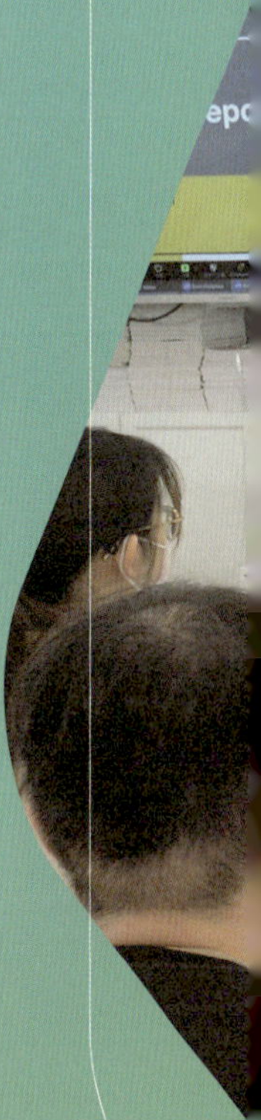

重視教育訓練，導入學界力量

醫療技術日新月異，德威鼓勵醫護進修獲取最新資訊，會依照職掌安排課程，持續增進醫療知識與治療技術。

週五午休時間，早上的門診陸續結束，十幾位牙醫師來不及吃飯，就聚集在候診室旁的教育中心準備上課，今天授課教授來自美國華盛頓大學牙醫學院，機會難得，即使要犧牲午休，醫師臉上不見倦意，反而充滿期待。

課堂上有人猛抄筆記，有人拿著手機錄影，線上還有來自其他縣市數十位牙醫師，同步透過網路視訊直播上課。

因為在一般牙醫診所或綜合醫院很難會有的課程，在德威國際牙醫口腔醫院，卻是醫師們例行的教育訓練，也是德威三十年來的企業文化，從醫師到助理、行政人員，每一位德威人都把上課當成是日常工作的一部分。

診所雖小，教育訓練一定要做

「一九九三年，我們的第一間教室設在新店德威，很多人說我瘋了，小診所做什麼教育訓練，」陳義聰說，位於新店的第二家德威診所開幕前，他已打定主意要推動教育訓練，因為景美德威場地有限，便把新店德威的二樓規劃成教育中心，為兩家診所的所有醫護人員安排課程。

牙醫診所設置教育中心、規劃教育訓練課程，在三十多年前的牙醫界算是創舉，很多人在背後笑陳義聰「小孩玩大車」，畢竟這是大型綜合醫院、牙醫師公會或牙科醫學會等團體才有能力做的事。

陳義聰不在乎別人的眼光，也不會畫地自限，在他心裡，品質是醫療核心，有了教育訓練，醫療才會進步，才不會被市場淘汰。

此外，陳義聰也體認到，牙醫診所的先天缺點，就是學術成就比不上大型綜合醫院，如果想贏得尊敬且跟上趨勢，就要加強學術養分，讓大家看見德威是一間與眾不同的高品質診所。

當時的陳義聰是個剛創業的年輕牙醫師，因為觀察到台灣醫療環境一端是大型醫院，有教學資源、有名氣及社會地位，但醫師永遠是受僱者；另一端診所開業醫師，收入較高，但教學和進修機會少，不容易進步。

陳義聰心想，兩者既然各有利弊，為何不能合而為一，把德威打造成一間讓醫師可以學到最新知識，又能兼具聲望的好診所。他決心從新店德威開始，投入教學資源。

陳義聰的同學林豪，清楚記得新店德威籌備期間，陳義聰帶他去現場，指著裝潢中的教室說：「這裡是德威的教育基地，以教學為重心。」

林豪說，陳義聰認定值得且想做的事，就一定會做到好。林豪曾試著勸他：「幹嘛這麼辛苦？有賺錢就好，何必沒事找事？」但陳義聰堅持經營牙醫事業不是為利益，也必須培養好醫師，讓好技術得以傳承下去。

動用資源聘請專家授課

新店德威開業後，成為台灣唯一一家提供教育訓練的牙醫診所，二樓教育中心經常舉辦各種牙醫再進修的專科課程，後來更進一步布建視訊設備，便於遠距教學。

為提供好課程，陳義聰四處邀請知名的資深牙醫師和牙醫學系教授前來授課。但因德威是小診所，又沒有知名度，起初的邀約讓他吃了不少閉門羹。但陳義聰並不放棄，動用各種關係，親自拜訪重量級教授，不惜以高價鐘點費拜託對方來上課。慢慢地，陳義聰的誠意打動了許多人，也終於讓德威的教育訓練步入軌道，建立起系統化課程，讓醫師們可以定期上課，精進各種專科技術，了解國際最新牙科治療趨勢和技術。

不僅是牙醫師，陳義聰也同時要求各部門員工接受教育訓練，並依照職掌安排不同領域課程。譬如牙醫助理、藥師、護理師有專門訓練課程；行政人員則必須懂得補牙、根管等牙科治療基本概念；至於負責牙材採購的同事，會安排臨床課程，了解各種牙材的用途和功能，有助於採購工作。

陳義聰對員工的期許很高，要求所有醫護人員按時上課，課後提交報告或測驗，在德威內部工作守則中，更注明無故缺課將被扣薪，視為罰款。

這種嚴格要求難免引來反彈，陳義聰記得，早年有一位台大牙醫系畢業的醫師，技術好且受病人歡迎，但非常抗拒上課，常常無故缺席，雖然多次溝通，換來的只是醫師的不滿：「我如果要上課，留在台大醫院就好，到診所工作是為了多賺一點。」而陳義聰也不輕易讓步，即使醫師技術口碑兼具，最後還是忍痛請他離開。

陳義聰認為，賺錢雖然很重要，但只想著賺錢卻不知道進修的醫師，也不是德威想要的人才。雖然流失好醫師會感到可惜，但慢慢地，這會變成一種企業文化，留下來的都是理念相同，願意提升自我技術與知識的夥伴，他說：「這種善的循環，會吸引更多優秀人才，對維護病人的健康，對企業發展與永續經營，都將帶來意想不到的優勢與好處。」

學界力量的支持

陳義聰對教育訓練的執著，持續至今，吸引很多志同道合的夥伴，更獲得各地結盟診所的支持，安排院內醫師參與德威開辦的課程，即使是遠在金門的洪長享牙醫診所的醫師，也能透過線上課程，獲得最新醫療趨勢，並隨時提問。

而在邀請師資的過程中，也為德威導入學界的力量，成為陳義聰推動教學路上最有力的幫手。德威牙醫口腔醫院的創院院長藍萬烘記得，第一次獲邀去德威上課時：「走進去嚇了一大跳，以一個診所來說，能做到這樣的教育中心和教學規模，非常不可思議。」

藍萬烘說，新店德威的教室場地很大，設備一應俱全，也配置網路視訊設備，供中南部結盟院所的醫師可以遠距上課，雖然難免斷訊，「但至少德威很用心，也願意跨出這一步。」

現任德威國際口腔醫療體系教育長陳必綸，是陳義聰推動教育訓練的另一位左右手，他來自長庚體系，學術基底厚實，陳義聰笑說：「早在學生時代，陳必綸就惠我良多。」

陳必綸是陳義聰在北醫牙醫學系的學長，在校時每年成績都是第一名。學生時期的陳義聰，由於忙於當家教賺錢，考試念書全仰賴同班同學張志峰（現為國新德威牙醫診所院長）的筆記。畢業後陳義聰告訴張志峰：「我是靠你的筆記畢業的。」不料張志峰卻說：「其實那是我直屬學長陳必綸傳下來的，你該感謝的是他。」

用功、認真、專精學術的陳必綸，畢業後任職於林口長庚醫院、台北長庚醫院的牙科部，指導過許多牙醫師，也在北醫牙醫學院兼任臨床副教授，這樣兼具臨床經驗與學術專長的醫師，正是陳義聰需要的好幫手。

打造教育訓練的軟硬體實力

陳必綸是贗復補綴牙科領域的資深牙醫師，他記得十幾年前獲邀到德威授課，即發現德威很重視教育訓練，對醫師的要求也很高，非常在意醫療品質，希望醫師擁有扎實基礎，並持續進修精進，不能原地踏步。

而對於陳義聰推動德威國際牙醫口腔醫院，陳必綸也非常支持。二〇一八年，他從長庚醫院退休前夕，特別跟陳義聰到內湖建院地點勘查場地。

那時醫院現場還是空蕩蕩一片，陳義聰拿著草圖跟設計師和工程師溝通，除了基本的臨床診療室、病房、候診區、行政區之外，陳必綸和陳義聰異口同聲地說：「一定要有一個教育訓練中心。」

醫院裝修工程啟動後，陳必綸全程參與教育中心的規劃，除了基礎設備，還特別翻修水電管線，加裝排放醫療廢棄物的特殊水道，每張桌子都裝設和臨床一樣的高速手機、噴水器等設備，每位醫師上課時可實際操作。

「這些細節都是我們從零開始，一點一點建立起來，對我來說是全新的經驗，很有成就感，」環視著新穎先進的教育中心，陳必綸露出滿意的微笑。

課程多元，鼓勵跨領域學習

除了一流硬體，陳必綸更為德威打造軟實力，設計不同類別的課程，譬如有針對所有醫師的進階課程，無論資深、資淺都要上；也安排各個牙醫專科領域的專家學者授課，內容包括技術分享、最新趨勢等。

陳必綸說，醫療技術日新月異，數位醫療發展更是飛快，醫院一定要持續提供教育訓練才能跟上，甚至要邁向跨領域學習，譬如牙技師、放射師，不是只教牙科專業，才能從多元面向提供病人更好的治療服務。

翻開德威醫師的常態性課表，便不難看出多元化內容，例如每月都至少有一場「牙醫師繼續教育訓練」，二〇二四年一月是因應ＡＩ浪潮的「ＡＩ牙科發展的趨勢觀察」，三到六月則分別有贋復治療、斷層掃描和根管治療等專業課程，講師來自台大、長庚醫院、北醫等醫學中心。

另外也針對專科設計課程，例如口腔外科就設計了腫瘤手術處理、阻生牙手術、牙科住院病人照護等，協助醫師加強口外專科能力。

都說學無止境，尤其在醫療技術上更是如此，德威國際口腔醫療體系為醫護人員，建立起「做中學、學中做」的企業文化，驅動自己不斷提升專業技能與知識，累積豐沛的個人競爭力，也是患者之福。

為台灣培育牙醫人才

自從德威成為PGY訓練機構之後，備有新進設備、規劃扎實課程，提供年輕牙醫師獲得完整訓練的學習環境。

陳義聰雖把教育訓練視為德威發展的重要養分，卻不只著眼於推動組織內的牙醫師持續精進，更希望訓練出一代代優秀的年輕牙醫師，為台灣培育人才。

衛福部二〇〇三年推出PGY制度，由評鑑合格的牙醫院所，為牙醫學系畢業生提供課程與臨床實作場域，做為銜接學校和職場間的必要訓練。

從二〇一〇年開始，德威國際口腔醫療體系成為醫策會審查通過的

ＰＧＹ訓練機構，全台院區住院醫師，分台北與台南考區統一招考，通過筆試、情境口試及面試後，以考生成績和志願錄取分發院區，在接受兩年磨練之後，這些年輕醫師將成為獨當一面的牙醫師。

醫學中心等級的ＰＧＹ聯合招生

二十四歲的莊湞茜，二〇二二年從中山醫學大學牙醫系畢業，是德威聯合招考的第一屆ＰＧＹ醫師，她的同班同學大多進入牙醫診所或是中大型綜合醫院的牙科當ＰＧＹ，只有她的選擇不一樣。

「學長姐告訴我，要進德威當ＰＧＹ不容易，不如去小診所，不用考試就能輕鬆進去，」莊湞茜說，大學時期曾參觀過德威，對台灣第一家牙醫口腔醫院很好奇也很期待，後來也看過其他牙醫診所，最終還是想報考德威，「因為德威的教育訓練有口碑。」

她回憶，德威ＰＧＹ第一關筆試參加者很多，考場規模完全是醫學中心等級，考生大多是北部醫學院的畢業生，只有她來自中部，不禁擔心自己會被刷掉。

不僅筆試競爭激烈，面試時的壓力更大，有三到四關，每一關有二至三位主考官。

莊湞茜記得有一關是主考官拿出全口Ｘ光病例，要她提出處置建議，但是她以前只有在實習時遇過，差一點答不出來，「我沒想到德威的ＰＧＹ考試這麼難。」

台大牙醫系畢業的楊子瑩，則是二〇二三年考進德威第二屆ＰＧＹ，大學畢業時有機會直接進入大醫院牙科當ＰＧＹ，但她認為大醫院缺乏自由和彈性，而且公立醫院一切都按傳統規定，ＰＧＹ醫師必須處理許多雜務瑣事，她想試試看牙醫口腔醫院會不會不一樣。

正式成為德威ＰＧＹ醫師之後，莊湞茜和楊子瑩展開全新視野，期待的事情一件件實現。

課程嚴謹扎實

首先是德威提供完整的基本訓練課程。

德威第一屆聯合招生的PGY醫師有二十多位，分布在德威國際口腔醫療體系的結盟院所，莊湇茜選擇留在內湖的牙醫口腔醫院。從進德威第一個月開始，豐富的訓練課程就等著她，除了基本課程，每月還有一次大型課程，由外院知名醫師或專家授課。

「該上什麼課，行政部門都會為我們安排好，該交的報告和作業，也會準時提醒，」莊湇茜說，德威做法嚴謹扎實，對PGY醫師要求很高，「我們必須很用功，完全不能打混。」

莊湇茜經常和大學同學交換彼此的PGY經驗，發現選擇在診所PGY

的同學，有時候必須自己去找課程，診所只能提供臨床跟診訓練，或是由多家牙醫診所合作安排課程，為不同診所的PGY醫師聯合授課，無法系統性的規劃與訓練，也因此，讓莊淯茜切身感受到，德威安排PGY訓練的認真程度。

跟診累積經驗

牙科PGY醫師類似住院醫師，擁有醫師資格，可以看診，但畢竟是診間裡的新鮮人，需要臨床訓練和磨練。

在德威國際牙醫口腔醫院，莊淯茜和楊子瑩除了固定在家醫科看診，平常也必須至診間跟診，全院有十一個專科，都要輪流跟，向資深專科醫師學習臨床技術和經驗。

他們一致認為，在德威的臨床收穫非常多，尤其因為德威體系較大，診所多，定期討論病例時，針對PGY醫師們的各種問題，各科醫師都會提出建議，「而且他們都是非常強的專家，會教我們如何處理，很實用，跟在學校上課完全不一樣，非常接地氣，」楊子瑩說。

莊淯茜也表示，進入德威這兩年，發現學生時代聽說「德威教育訓練超強」果然是真的，「院長四處去發掘厲害的學者和醫師來幫我們上課，這裡就像各方武林高手齊聚，很酷。」

感受不同醫師風格

除了專業，兩位年輕的PGY醫師更認為在德威跟診學習的氣氛，兼具大醫院和小診所的特長。

莊淯茜發現不同醫師有不同風格，有的走學院派，學術風格很強，重視學理；有的醫師充滿診所風格，強調視病猶親，了解病人的需求，「光譜兩端不同風格，我們都可以感受到、學習到。」

資深醫師的身教也深深烙印在這些PGY醫師的心中。

楊子瑩有一次跟到特殊需求科醫師林維讓，發現病人在前一家牙醫診所做根管治療時，留下一小截斷線卡在牙根，雖對病人沒有影響，她原本也以為不處理沒關係，但是林維讓很堅持：「該怎麼做，就要怎麼做。」

當他花了很大功夫終於清出那一截斷線後，再一次跟楊子瑩強調：「要做就要做到最好。」

莊淯茜跟過幾次教育長陳必綸的診，讓她非常緊張，因為陳必綸會一面治療一面出題：「你知道為什麼要這樣做嗎？」「你知道這要留多少嗎？」有時答不出來，陳必綸會耐心再教一遍，這讓莊淯茜覺得很不好意思，回去馬上查資料，找出他教的內容反覆細讀。

因為擔心再被「問倒」，莊淯茜逐漸養成習慣，在跟診前會預習功課，跟完之後再馬上複習。她笑著說：「嚴格的老師讓我很緊張，但是也學得特別快。」

專科合作，解決棘手難題

在專科齊聚的德威國際牙醫口腔醫院受訓，跨科間相互支援的風氣，也讓PGY醫師倍感溫馨。

有一次，楊子瑩面對一位小臼齒蛀太久而沒處理的病人，原本想先為病人做根管治療，試著把那顆牙留下來，但挖掉上方補牙材料後，才發現因為蛀得太久、太深，牙齒深處已亂成一團，一直找不到根管開口。

第一時間，楊子瑩馬上請隔壁診間的口腔外科醫師學姐幫忙，學姐很熱心地用放大鏡找了很久，也找不到根管，只好再轉請根管專科醫師用顯微鏡檢查。

最後終於發現根管所在位置，因為實在蛀得太深還蛀穿，只留一個空殼，醫師建議拔除，病人也同意。

沒想到，要拔這顆牙又是高難度工程，因為一動下去，牙冠肯定馬上斷掉，牙根卡在骨頭裡將更難拔。

楊子瑩再度求救口腔外科學姐，兩位醫師辛苦了兩、三個小時，還是沒能拔成功。

但楊子瑩不死心，兩天後病人回診，再次請求疼痛科醫師和口腔外科醫師幫忙，最後終於順利拔掉了搖搖欲墜的小臼齒。

「一連三天，所有能找的醫師、相關專科，全都動用了，」楊子瑩認為這是德威最棒的地方，可以馬上獲得各種資源，不同專科齊聚合作。如果在醫學中心牙科部，申請不同專科會診，恐怕要一、兩個月才能實現，若是讓病人轉診可能要再等一個月，「但是在這裡，只要有需要，馬上就有學長學姐會來協助。」

德威不僅引領ＰＧＹ醫師在專業上成長，也在與病人的互動中，讓這些年輕醫師領悟到德威重視的服務與品質。

堅持給患者好服務

莊湞茜記得大學時代在其他診所實習時，看到診所器械老舊卻不更新，如洗牙機頭明明已經鈍掉，但院長堅稱「還可以用」，即使駐診醫師用起來不順手，又怕刮傷病人，也只能忍。

但在德威，陳義聰非常大方，「只要反映有問題，馬上整批換，他的口頭禪是──要給病人最好的，」莊湞茜說，剛進德威時很驚訝陳義聰的慷慨，再貴的牙材也照樣投資，例如牙齒黏著劑基本上是白色，但每位病人牙齒顏色難免有些微差異，一般診所大約買一、兩種不同白色也就罷了，但德威一買就是四、五種，還是品質好，價格高的。

「院長常說，只要病人有需求，我們就盡量滿足，」莊湞茜以前不懂為什麼要做到這樣，後來接收到一個個病人真心的反饋意見，才讓她明白：「因為我們夠好，他們才願意走進德威。」

身為德威人，我很驕傲

她最難忘有一次看診，一位年輕女孩帶著八十多歲老奶奶，從淡水轉了四趟公車和捷運，專程到內湖德威國際牙醫口腔醫院。老奶奶重度視障幾乎看不見，走路必須拄杖，之前在住家附近診所看牙一直看不好，牙醫師對老人家態度也不佳，孫女便特地帶她到德威就診。

老奶奶的前排牙齒是金屬瓷牙，牙橋瓷粉崩落，誤以為是牙齒裂開，心裡十分著急，看診時不停的跟莊淯茜說：「醫生，我眼睛不中用啦，出門不方便，但孫女說你們這裡好，非要大老遠來帶我來，實在麻煩她了……」

孫女則是不停安撫著老人家：「奶奶不要緊，我在這裡看過牙，這裡是台灣最好、最大的牙醫醫院，就是要來這裡找好醫生，看好你的牙……」

看著這個和自己相仿的女孩，聽著祖孫的對話，一股暖流湧進莊淯茜心裡，德威在各方面的努力，為的正是病人這一句：「這裡比較好，再遠我們也要來。」莊淯茜再一次為自己的選擇感到開心，身為德威人，心裡有著無比驕傲。

奠定永續經營的基礎

透過教育訓練強化醫護的醫療實力，更可建構德威人才庫，同時與國內外口腔醫療體系合作，為醫院永續經營奠定良好基礎。

陳義聰認為，唯有教育訓練，才能確保醫院品質及病人就診權益。而做為德威國際口腔醫療體系教育長，陳必綸進一步認為，教育訓練對醫院的意義，是培育人才、永續經營。

陳必綸分析，因為醫療技術、科技和材料不斷更新進步，牙醫師如果沒有教育訓練、與時俱進，只會做基礎治療，醫師和醫院便毫無未來可言，更別談永續發展。

「此外，教育訓練的重要意義也在於培養德威人，」陳必綸認為，台灣醫界背景不同，有軍方、大學、企業和宗教體系，各自有組織及企業文化，醫師願意待在一家醫院，不只是為了以專業謀生，也為了工作環境，為了一個值得他認同的企業文化。

「所以，我們現在就在培養德威人，年輕醫師願意留下，代表他認可德威的企業文化，」陳必綸說。

優秀人才是企業成功的核心

任職長庚醫院牙科部大半輩子，陳必綸帶領過許多年輕醫師，知道醫院培養PGY醫師成本很高，要耗去許多人力與物力，絕對是賠錢做，但德威一定要做。因為人才是企業最重要的核心，每一位精心培育的年輕醫師，都有機會成為德威人，把醫院理念和文化擴散出去，也傳承下去。

這是一項長期工程，醫院必須放遠眼光。

陳必綸觀察，陳義聰是很有遠見的領導人，願意投入成本，打造德威人才庫，雖然現在德威國際口腔醫療體系的ＰＧＹ訓練班還在起步階段，只進行到第三屆，但就像大型醫學中心的住院醫師一樣，人才不會斷層，一屆有一屆的ＰＧＹ同儕，會相互砥礪，學長姐和學弟妹會成為未來行醫路上的夥伴，不但可以相互幫忙，更會讓德威的精神開枝散葉。

邁入教學醫院領域

不僅培育ＰＧＹ醫師，德威國際牙醫口腔醫院也在二〇二三年一月經衛福部評鑑合格，成為全台第一家牙醫教學醫院。獲認證的教學項目包括ＰＧＹ與家醫科專科醫師訓練，接下來還會再申請根管治療科、牙周病科等不同專科的教學評鑑。

藍萬烘來自台灣教學醫院龍頭的台大醫院，一生投注醫學教育，他說，德威國際牙醫口腔醫院成立的目的之一，就是為了教育，而通過教學醫院評鑑則是邁出重要一步，代表德威的醫學教育不只為自己育才留才，更重要的意義，是為國家培育優秀醫學人才，讓全國民眾受惠。

「教學醫院是一種責任，也是德威的使命，」藍萬烘強調。

正因如此，衛福部對教學醫院的評鑑非常嚴格，項目涵蓋師資、課程、學術交流、訓練成果等。陳義聰說：「評鑑內容和過程，都和台大醫院一樣，我很驕傲台大能做的，德威也都做到了。」

做為第一家牙醫教學醫院，德威起了示範作用，陳義聰一直記得，衛福部和醫策會在德威進行現場評鑑時，曾特別強調，希望德威成為未來牙醫口腔醫院的典範。

「其實不用評鑑委員說，這本來就是我們對自己的承諾，」站在德威國際牙醫口腔醫院大廳，看著牆上一張張教育課程的海報，陳義聰的眼裡有執著，更有無比信心。

與國內一流醫療體系合作

近年來，德威國際口腔醫療體系的發展，在牙醫界引起矚目，業務量快速成長。陳義聰並不以此為滿足，反而不停思考如何讓德威更進步，這兩年的最新目標是與台灣，甚至是國外優秀的口腔醫療體系合作。

第一步，是與台大牙醫專業學院合作，這是一個不容易的任務，因為台大未曾與其他牙醫院所合作過，校方和醫院甚至有些主管不知道有間德威國際牙醫口腔醫院。

台大牙醫專業學院前院長林立德，是陳義聰多年好友，了解陳義聰對台灣牙醫教育的想法，但合作一事非他個人能決定，必須經過台大醫學院和台大校方共同首肯。

因此，陳義聰帶著團隊，備妥德威經年累月在醫療、教育訓練與經營管理的成果，向台大展現誠意與決心，再加上林立德的推薦，終於在二〇二三年年底台大校務會議，順利通過合作案，德威分別與台大與台大醫學院正式簽約。

自二〇二四年起，德威和台大可以互相進行醫療支援，台大醫院牙科部的優秀醫師會到德威看診；在教育訓練方面，台大也會提供臨床技術指導和教學講座，當德威有需要時，還可以選送醫師到台大進修。

同一時間，林立德正好自台大退休，在陳義聰力邀下加入德威，接任德威國際牙醫口腔醫院院長，為德威的教學團隊注入全新養分。

開辦海外名校課程

德威國際口腔醫療體系與美國西雅圖華盛頓大學展開多年合作，開辦海外教育訓練課程。

華盛頓大學是世界百大名校，該校牙醫學院以牙科美學聞名全美，負責海外課程的Jessie說：「德威獲得華大獨家授權，每年舉辦完整美學植牙課程，包括美學、咬合學，以及植牙三合一理論及實作課程，輪流在台灣和美國兩地上課。」

由於課程非常扎實有系統，醫師完成全部課程再經評估後，由華盛頓大學賡復學系頒發美學與植牙證書。對醫師來說，能獲得嚴謹一流大學授證，而非一般非教育單位或研討會證書，是非常難能可貴的事。

設立基金，鼓勵醫師進行學術研究

從臨床到教學，德威逐步承擔起大型醫院的社會責任，但陳義聰認為這還不夠，醫療從業人員另一個使命，是投入基礎研究，走進學術領域，研發出更好、更新的醫療技術，造福人類。

陳義聰表示，台灣牙醫體系呈現兩極化發展，醫學中心的牙科部，學術能力強，會投入醫學基礎研究，發表重要學術論文，但是制度僵化，醫師收入不如診所。相對的，一般牙醫診所沒有學術研究能力，對醫師的吸引力就是高抽成，醫師收入很好。

陳義聰受邀對牙醫系學生演講時，會詢問：「你們畢業後想要待在一個有教學和研究，名聲不錯，但是收入比較少的地方工作嗎？還是想要收入高，但缺少名聲、教學和研究的地方？」結果發現，想去這兩種地方的學生都不多。

陳義聰觀察，大多數年輕牙醫還是希望待在一個有不錯待遇，又能不斷精進專業或投入研究的地方，「我希望德威能提供這樣的環境。」

因此，德威提供旗下醫師與基層診所抽成差不多的薪資，同時鼓勵他們投入研究，並為此設立教學研究發展基金，基金來源包括醫師每月提撥二・

五％的業績收入，以及醫院相對提撥全院當月二．五％的收入，長期累積下來就有足夠的資源，幫助醫師投入論文研究或出國進修。

陳義聰也跟醫師說明得很清楚，若有少數人對研究有興趣，就由他們投入研究，之後以德威名義進行發表，可為企業加值，帶動聲望、壯大組織，「一個人捐二．五％，可以創造外部效益，提高病人來此看診的動力與意願，這是雙贏。」

當然，也有極少數醫師在意收入短少二．五％，陳義聰總會說：「沒關係，對於理念不相合的夥伴，就讓他自動離開。」

三、四年下來，德威已陸續送好幾位醫師到國外進修，也有多篇發表在「科學引文索引」的論文。

陳義聰說，這只是起步，未來還會有更多醫師投入學術研究，讓德威在醫療學術殿堂中不缺席，持續發出閃閃的光芒與能量。

結語

做一個築夢踏實的傻子

六十四歲的江錫源家住宜蘭，從年輕開始從事園藝景觀的生意，小時候愛吃糖，但不懂得照顧牙齒，牙齒痛了就吃止痛藥，大人還會教他在痛的地方塗味素。長大之後，江錫源很怕看牙，一想到牙醫診所的診療椅，就會發抖心驚。可是牙齒三不五時就會痛，每次進了牙科，只要牙醫拿起沖水機頭，機器吱吱做響，江錫源馬上全身緊繃。

多數時候他會忍，只要能止痛就不想管，即使非不得已要拔牙，拔了之後也不肯做假牙，因為覺得又痛又花錢。當非做不可時，江錫源會找齒模師做假牙，沒想過安全性及合法性，只覺得「比牙醫便宜很多」。

但事情沒有那麼簡單，七、八年前他左下臼齒很痛，後來變成牙齦腫脹疼痛，找齒模師和牙醫治療都沒效，江錫源跑去廟裡拜拜問神，在媽祖指示下，終於去牙醫診所拔掉臼齒。不料沒多久變成左下顎痛，輾轉看了很多醫師，前後歷經五、六年時間，疼痛從下顎蔓延到舌根，吃止痛藥也沒用，就算把之前拔牙傷口切開重新縫合，仍解決不了問題。

不一樣的牙醫口腔醫院

江錫源上網查資料想搞懂原因，懷疑是三叉神經出問題，或是唾液腺阻塞，從宜蘭、花蓮、台北、桃園到嘉義；從牙科看到口腔外科、耳鼻喉科、神經外科和不明疼痛科；做過核磁共振、物理治療和中醫針灸，就連偏方或民俗療法都用上，前前後後花了幾十萬元也無法解決。好幾次他萬念俱灰，走出醫院站在街頭，想著自己的人生就像那句廣告詞「從彩色變黑白」。

因為生病經常上網搜尋醫療資訊，讓江錫源領悟到，以前認為牙痛不是病，但其實牙齒連動著許多細微神經，消毒不夠、縫合不佳都可能引發感染。他更懊惱自己長期以來恐懼看牙，找不到好牙醫、好診所，以至於造成後續問題愈來愈嚴重。

二〇二一年春天，江錫源無意間看到一則新聞標題「台灣第一家牙醫口腔醫院開幕」，他很好奇，心想：「這裡可能可以解決我的問題。」

於是，他專程開車從宜蘭直奔內湖德威國際牙醫口腔醫院。走進一樓掛號區及候診區時嚇了一跳：「台灣竟然有這麼大、設備環境這麼好的牙醫醫院？」江錫源仔細觀察發現，德威有家庭牙科、兒童牙科、口腔外科、矯正科、植牙科等不同的專科，十多間診療室每間都配備新儀器，還有外科手術室、放射線治療室、住院病房，不禁心想：「如果幾年前就有牙醫醫院，自己也不至於害怕看牙了。」

家庭牙科醫師為江錫源檢查，雖然無法判定左下顎的疼痛與牙齒有關，但診間的溫馨氣氛、醫師的親切態度，還是讓他感受到前所未有的自在。幾個月後，江錫源因牙痛再度前往德威，在醫師細心治療下，讓他經歷了一次輕鬆安心的拔牙經驗。

專業親切服務帶來好口碑

愉悅的看診經驗，讓江錫源對看牙重燃信心，回診時和醫師討論能否做全口假牙，一勞永逸。在家庭牙科醫師的評估下，建議他的牙齒有幾顆堪用，不必全做，隨即轉診給假牙專科讓醫師評估，最終決定做全口重建，部分牙齒做瓷牙牙套，缺牙部分做活動假牙。

負責進行全口重建的醫師非常細心，第一天江錫源卸除舊牙套回家後很痛，立刻打電話到德威詢問，馬上接到醫師回電，告訴他這是必經過程，同時說明不能為了止痛隨便抽神經，請他要忍耐。醫師還與江錫源互加LINE，方便有任何問題能隨時聯絡。

江錫源很高興自己終於遇見為病人著想，而且不隨便規劃治療行程的好醫院、好醫師，還會親自回覆病人電話。而治療期間，德威也協助江錫源轉診牙髓病科做顯微鏡根管治療，再邀請專長治療疼痛的醫師會診，接著進行全口重建，沒想到困擾江錫源多年的左下顎疼痛竟漸漸好轉。

江錫源愈來愈喜歡德威，開始介紹親朋好友到德威看診，最後乾脆開車載著鄉親，一起到台北看牙醫。起初，朋友們對江錫源的推薦半信半疑，但做完治療後，也紛紛豎起大拇指說讚。

江錫源特別感謝幫他做全口重建的醫師，不時念著：「那個陳醫師有夠好。」有一次牙醫助理忍不住說：「陳醫師是我們總裁，也是醫院創辦人。」江錫源嚇了一跳，原來回電話、加LINE的醫師就是陳義聰，他終於了解為什麼德威可以如此與眾不同。

「老闆是什麼樣子，醫院就會是什麼樣子，」做了一輩子的生意，江錫源很清楚，德威每一個細節，都能看到創辦人的堅持，而企業的理念，也完全能展現在服務品質。

但高品質不意味著高收費。江錫源的親戚朋友在德威植牙，本來以為會比較貴，結果卻發現其實跟診所差不多，設備還比較好，醫護人員專業又親切。「就是CP值很高啦，」江錫源笑著說。

走在對的方向

如今，他不時仍會載著鄉親到德威看診，還帶上宜蘭特產與醫護團隊分享，德威同仁們對「帶隊看牙的宜蘭江先生」很熟悉，總說這群病人是最可愛的「宜蘭幫」。

「我們說得再好都沒用，病人的反映才最真實、最直接，」穿過德威國際牙醫口腔醫院的診間、病房、X光室，陳義聰邊說邊跟病人打招呼。「宜蘭幫」病人的熱情回饋，為團隊帶來溫暖的力量。陳義聰對未來愈發有信心，因為他看見了德威的競爭力，有學術、服務、專業、制度，那是牙醫診所和綜合型醫院都無法取代的特色。

陳義聰回想，創業三十幾年來，他把經營企業當成種樹，相信只要好好灌溉幼苗，給予該有的養分，就會漸漸長成大樹，不要貪圖近利、不要求快，眼光放遠，只要走在正確的方向，一定會成功。

陳義聰也想起不久前看到輝達創辦人黃仁勳接受Podcast《Acquired》的訪問影片。影片中，黃仁勳被問到，若重返年輕創業期會如何？黃仁勳的答覆是：「如果人生重來，我絕不會創業，因為難度比我想像的高出一百萬倍……」他認為：「創業家會感到痛苦與折磨，會感覺軟弱，必須承受無盡挑戰，還有難以言喻的尷尬與羞恥……，如果知道創業要經歷這些，沒有任何一個頭腦正常的人會這麼做。」

短短幾句話，讓陳義聰和許多資深的德威人感觸很深。在企業成長茁壯的路上，他們同樣經歷痛苦、折磨和挑戰，憑藉著無比的勇氣和堅定的信念，不曾放棄，終於有了今天的德威。

一直走在夢想的路上

陳義聰說：「很多人笑我是瘋子、是傻子，但現在回頭看看，我遇見一群跟我一樣的瘋子和傻子，」他始終堅信那句諺語：「獨自做夢，夢永遠只是一個夢，一群人一起做，就會實現。」

二〇二一年十一月，國家生技醫療發展基金會舉辦數位生技口腔論壇，陳義聰獲頒終身成就獎，由時任副總統賴清德親自頒獎。

賴清德在致詞時表示：「陳義聰醫師在牙醫及生技領域成績斐然，

一九八九年從五張診療椅開始，一路秉持技術好、品質好、服務好的精神，迅速建立全球第一個兼具垂直與水平整合的德威國際口腔醫療體系，並致力於海內外醫療技術及學術的研究。」

時任衛福部部長陳時中也說：「很多年前就知道他在做夢，聽他說夢話，但原來夢話都是真的，還集結一群人一起做夢，最後終於做到了。」

接過獎座，陳義聰除了開心，對自己則有更深切的期許，他要推動台灣口腔產業與世界接軌，「希望藉著德威國際牙醫口腔醫院體系的發展，讓台灣可以跟世界一流的口腔體系競爭，」向著台下醫界與生技業界的醫師、學者、企業主和政府高層，陳義聰一字一句鏗鏘有力，做出承諾。

站在穩固基礎，朝向國際

這是陳義聰給自己的新挑戰，也是德威國際口腔醫療體系的願景，要站在累積許久的海內外結盟、教育訓練、學術合作基石上，向國際邁進。他認為，全球化時代來臨，若只是固守台灣不走向世界，即使做到全台最大，仍然沒有意義。

他也認為，台灣的國際處境面臨很多挑戰，需要民間的力量，而他希望在世界各國尋找適合的合作夥伴，把德威經營理念和教育訓練散播出去，協助當地牙醫產業發展，也讓更多不同種族、語言和膚色的人群，能看見台灣牙醫產業的實力。

「我想幫台灣一點忙，而且應該有機會做得到，」做為台灣口腔醫療產業的開路先鋒，陳義聰雙手緊握，述說著他的夢想。

三月的春陽，從窗外暖暖地照進來，門外是川流不息的看診人潮，夢想的路還很長，但陳義聰絕不會放棄，也相信未來將有更多的瘋子與傻子，與他並肩前行。

財經企管 BCB855

植夢共好
德威國際口腔醫療體系創新之路

作者 — 邵冰如

企劃出版部總編輯 — 李桂芬
主編 — 羅德禎
責任編輯 — 尹品心
攝影 — 游家桓、黃鼎翔
校對 — 魏秋綢

出版者 — 遠見天下文化出版股份有限公司
創辦人 — 高希均、王力行
遠見・天下文化 事業群榮譽董事長 — 高希均
遠見・天下文化 事業群董事長 — 王力行
天下文化社長 — 王力行
天下文化總經理 — 鄧瑋羚
國際事務開發部兼版權中心總監 — 潘欣
法律顧問 — 理律法律事務所陳長文律師
著作權顧問 — 魏啟翔律師
社址 — 臺北市 104 松江路 93 巷 1 號
讀者服務專線 — 02-2662-0012 | 傳真 — 02-2662-0007；2662-0009
電子郵件信箱 — cwpc@cwgv.com.tw
直接郵撥帳號 — 1326703-6 號　遠見天下文化出版股份有限公司

內文排版 — 立全電腦印前排版有限公司
製版廠 — 東豪印刷事業有限公司
印刷廠 — 中原造像股份有限公司
裝訂廠 — 中原造像股份有限公司
登記證 — 局版台業字第 2517 號
出版日期 — 2024 年 9 月 16 日　第一版第 1 次印行

國家圖書館出版品預行編目(CIP)資料

植夢共好：德威國際口腔醫療體系創新之路/邵冰如著. -- 第一版. -- 臺北市：遠見天下文化出版股份有限公司, 2024.09
256面；14.8×21公分. --（財經企管；BCB855）

ISBN 978-626-355-901-1(平裝)

1.CST: 牙科 2.CST: 診所 3.CST: 醫院行政管理

419.2　　113012012

定價 — 480 元
ISBN — 978-626-355-901-1 | EISBN — 9786263558960 (EPUB)；9786263558953（PDF）
書號 — BCB855
天下文化官網 — bookzone.cwgv.com.tw

本書如有缺頁、破損、裝訂錯誤，請寄回本公司調換。
本書僅代表作者言論，不代表本社立場。